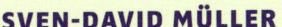

SVEN-DAVID MÜLLER

Diabetes natürlich behandeln

Wirksame Wege, Ihren Blutzucker natürlich zu senken

2. Auflage

schlütersche

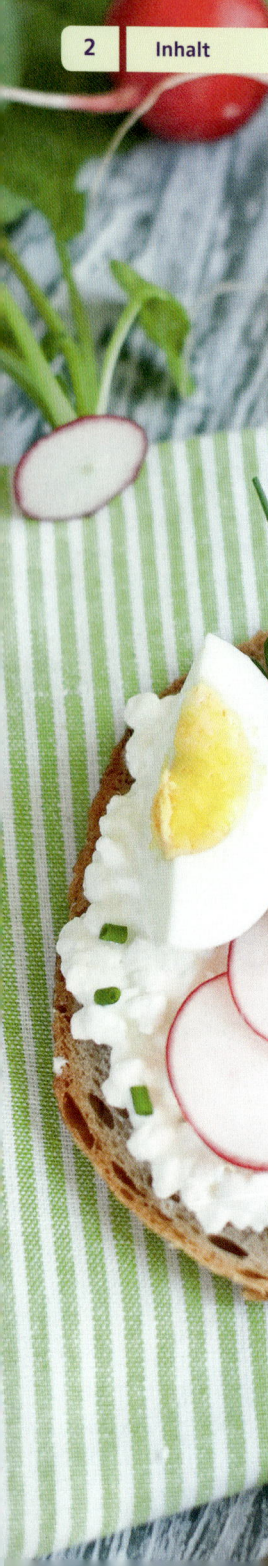

*»Ich habe Diabetes, und trotzdem
erreiche ich meine Ziele«*
Nicole Johnson, Miss America 1999

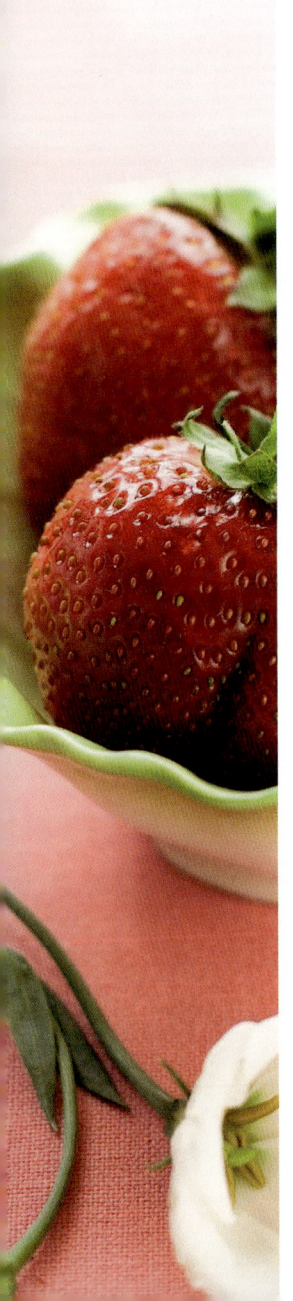

VORWORT

Liebe Leserinnen und Leser,
liebe Diabetikerinnen und Diabetiker,

bei der Behandlung des Diabetes mellitus denkt man meistens an Tabletten, Spritzen, Insulin und andere pharmazeutische Präparate. Ich möchte Ihnen mit diesem Buch einen neuen zusätzlichen Weg in der Behandlung des Diabetes mellitus aufzeigen und Ihnen verdeutlichen, dass der Diabetes mellitus, dessen Kardinalsymptom der erhöhte Blutzuckerspiegel ist, natürlich behandelt werden muss.

„Ich möchte meine Krankheit möglichst natürlich behandeln" ist der Wunsch vieler Menschen, die an Diabetes erkrankt sind. Dabei wird nur selten daran gedacht, dass die Grundlage jeder guten Diabetestherapie absolut natürlich ist! Wer wollte bestreiten, dass eine gesunde, ausgewogene Ernährung mit viel frischen, saisongerechten Produkten und regelmäßige körperliche Aktivität auch strenge Kriterien einer natürlichen Behandlung perfekt erfüllen?

Ich beschreibe hier keine esoterischen Therapien oder Maßnahmen, die der Schulmedizin widersprechen. Natürliche Behandlung heißt ausdrücklich nicht, dass Sie auf die bisherigen Maßnahmen, die Ihnen Ihr Arzt verordnet hat, verzichten können; die Diabetesbehandlung muss grundsätzlich vom Arzt überwacht werden, Diabetes mellitus ist eine Erkrankung, die der fachärztlichen Überwachung bedarf. Ich bin selbst 1976 an Diabetes mellitus Typ 1 erkrankt und gehe regelmäßig zum Diabetologen. Obwohl ich Diätassistent und Diabetesberater der Deutschen Diabetes Gesellschaft bin sowie angewandte Ernährungsmedizin stu-

diert habe, lasse ich mich regelmäßig beraten und habe als Patient
an vielen Schulungen teilgenommen. Nur gut informierte Diabetiker können ihren Diabetes mellitus beherrschen!

Die meisten Typ-2-Diabetiker bekommen zu früh Medikamente, die zwar den Blutzucker senken, aber das Gewicht erhöhen. Damit wird die Gesamtsituation immer schlechter, und früher oder später werden diese Patienten insulinpflichtig. Dabei
hätten sie nur ihre Ernährungsweise umstellen müssen, sich optimal versorgen und für mehr Bewegung (Stichwort Alltagsbewegung) sowie sportliche Aktivität sorgen müssen.

»Ich möchte Ihnen vorstellen, wie sich der Blutzucker natürlich behandeln lässt.«

In Deutschland leben mehr als acht Millionen Diabetiker,
und davon sind über sieben Millionen Typ-2-Diabetiker. Die
meisten Diabetiker leiden also unter der Erhöhung der Blutzuckerwerte, weil sie übergewichtig sind und sich zu wenig bewegen. Diese Kombination führt nach Jahren und oft Jahrzehnten
dazu, dass die Blutzuckerwerte immer weiter ansteigen und das
Insulin nicht richtig wirkt. Viele von ihnen nehmen Tabletten
ein und spritzen sogar Insulin. Genau hier setzt mein Buch an:
In den meisten Fällen ist das eigentlich nicht erforderlich. Ich
schreibe bewusst „eigentlich", denn bei fast allen dieser Diabetiker hätten die Blutzuckerwerte durch eine Gewichtsreduktion
und mehr Bewegung sowie ein gezieltes Programm, das ich in
diesem Buch beschreibe, normalisiert werden können. In meiner
Arbeit an der Universitätsklinik Aachen habe ich immer wieder
gesehen, dass es auch anders geht. Alle Diabetiker profitieren
von Bewegung, denn diese verbrennt Kalorien, hilft dabei, abzunehmen oder das Gewicht im Normalbereich zu stabilisieren, die
Figur zu verbessern und den gesamten Organismus zu gesunden.

Optimalerweise ergänzen sich reichlich Alltagsbewegung und ein gezieltes Sportprogramm. Ideal ist es, wenn Sie jeden zweiten Tag 30 bis 45 Minuten Sport betreiben. Optimal ist dabei die Kombination aus Ausdauer- und Kraftsport. Viele Diabetiker erzielen im Sportverein oder dem Fitness-Studio die besten Ergebnisse.

Es ist wissenschaftlich unzweifelhaft bewiesen, dass mit jedem Pfund Gewichtsreduktion die Blutzuckerwerte sinken. Oft ist eine Normalisierung der Blutzuckerwerte schon durch eine Gewichtsabnahme von fünf Kilogramm erreichbar. Leider halten viele Mediziner wenig von ernährungsmedizinischen Maßnahmen und verordnen zu rasch die falschen Medikamente. Dieses Problem trifft auch für die Gabe von Insulin zu.

Auch Typ-1-Diabetiker profitieren von diesem Buch, da sie durch die hier dargestellten Maßnahmen ihre Blutzuckerwerte optimieren können. Die natürliche Behandlung des Blutzuckerspiegels bedeutet mehr als nur die Anpassung der Ernährungsweise – es ist außerdem wichtig, weniger Stress ins Leben der Diabetiker zu bringen. Bei Stress schüttet Ihr Körper Stresshormone aus, die den Blutzuckerspiegel ansteigen lassen und die Insulinwirkung vermindern. Zusätzlich führt Stress nachweislich zur Gewichtssteigerung – ja, Stress macht dick und erhöht die Blutzuckerwerte. Ich stelle Ihnen einige Entspannungsverfahren vor, die Sie ganz einfach zu Hause durchführen können.

»Die Natur bietet eine Reihe natürlicher Methoden an, um den Blutzuckerspiegel zu optimieren.«

Die Natur bietet eine Reihe natürlicher Methoden an, um den Blutzuckerspiegel zu optimieren. Das Spektrum reicht von Spurenelementen und anderen Mineralstoffen über sekundäre Pflanzenstoffe aus Pflanzen bis hin zu Fisch. Die in bestimmten Fischen enthaltenen Omega-3-Fettsäuren können nicht nur bei Diabetikern die Stoffwechselfunktionen optimieren. Von den meisten natürlichen Behandlungsmaßnahmen profitieren Typ-2- und Typ-1-Diabetiker. Ich selbst nehme täglich Zimt, Zink, Chrom und B-Vitamine ein. Natürlich können diese Maßnahmen einen Typ-1-Diabetiker nicht heilen – aber mein Insulinbedarf ist gesunken und meine Blutzuckerwerte haben sich verbessert. Übergewichtige Typ-2-Diabetiker können durch die Einhaltung der in diesem Buch beschriebenen natürlichen Maßnahmen ihre Blutzuckerwerte sogar vollständig normalisieren.

Die Gewichtsreduktion wird scheinbar auch durch den täglichen Konsum von Probiotika optimiert. Diese Mikroorganismen erreichen den Dickdarm lebend, helfen bei der Gewichtsreduktion und bauen das Immunsystem auf. Übergewicht und Diabetes mellitus stellen für den Organismus einen großen Stress dar. Vor diesem Hintergrund muss die natürliche Therapie Stress abbauen – in diesem Fall Stoffwechsel-Stress! Dafür ist die ausreichende Zufuhr von Antioxidantien wichtig. Optimale Lieferanten sind Gemüse und Obst sowie Nüsse. Neben der Bekämpfung von Freien Radikalen gilt es, die Entzündungen zu bekämpfen, die bei Diabetikern entstehen. Dafür stehen beispielsweise Omega-3-Fettsäuren, die auch die Blutfette senken und den Blutdruck und die Nierenfunktion optimieren, zur Verfügung. Antientzündlich wirkt auch Zink.

Gerade bei der Gewichtsreduktion kommt es zur Ausschwemmung von wasserlöslichen Mikronährstoffen, die über die Nahrung oder eine gezielte Nahrungsergänzung wieder zugeführt werden müssen. Das wird in der Regel bei praktisch allen Ernährungskonzepten vergessen. Wissenschaftliche Studien beweisen, dass durch bestimmte Mikronährstoffe und sekundäre Pflanzenstoffe die Insulinwirkung verstärkt werden kann. Eine Insulinbildung und die Insulinwirkung sind ohne die Spurenelemente Zink und Chrom nicht möglich. Außerdem werden verschiedene Vitamine – insbesondere Niacin – benötigt. In den USA durchgeführte Studien beweisen, dass das Gewürz Zimt den Blutzuckerspiegel bei Typ-2-Diabetikern senken kann. Dabei kann Zimt die herkömmliche Diabetestherapie nicht ersetzen, vielmehr kann es die Diabetestherapie optimieren.

„Ich bin der festen Überzeugung, dass durch eine zusätzliche natürliche Diabetesbehandlung viele Diabetiker keine Medikamente nehmen müssen."

Eine besondere Bedeutung kommt der diabetesgerechten Ernährung zu, das gilt vor allem für Fette und Kohlenhydrate. Viele Typ-2-Diabetiker können durch eine ballaststoffreiche Ernährungsweise nicht nur leicht abnehmen, sondern auch ihre Blutzuckerwerte optimieren. Ich habe in der Diabetesberatung an der Universitätsklinik Aachen meinen Patienten nicht nur die Einnahme von Mikronährstoffen, sondern auch die Einnahme von Ballaststoffkonzentraten vor den Mahlzeiten empfohlen. Das kann beispielsweise durch die Einnahme von Pektin vor den Mahlzeiten geschehen.

Ziel meines Buches ist es, Ihnen Methoden vorzustellen, die effektiv sind und die Ihnen dabei helfen, Ihre Blutzuckereinstellung zu optimieren. Ich freue mich, wenn durch diese Maßnahmen Ihr Blutzuckerspiegel immer besser wird, Ihre HbA1-Werte sich normalisieren und Sie Folgekomplikationen weniger fürchten müssen. Ganz nebenbei verbessern sich damit auch Ihre Blutdruckwerte und die Blutfette.

Mit diesem Buch möchte ich einen neuen Ansatz in der Diabetestherapie geben. Ich bin der festen Überzeugung, dass durch eine zusätzliche natürliche Diabetesbehandlung viele Typ-2-Diabetiker keine Medikamente nehmen müssen und dass viele Patienten ihre Blutzuckerwerte vollständig normalisieren oder „wenigstens" optimieren können. Unter keinen Umständen darf dies auf Kosten der herkömmlichen Therapie geschehen. Lesen Sie dieses Buch, treffen Sie Ihre Entscheidung und sprechen Sie mit Ihrem Arzt darüber. Für Ihre Gesundheit sind Sie verantwortlich.

Ich wünsche Ihnen viel Spaß bei der Lektüre dieses Buches und allzeit viel Gesundheit und gute Blutzuckerwerte.

Sven-David Müller
Diätassistent, Diabetesberater DDG
Master of Science in applied nutritional medicine

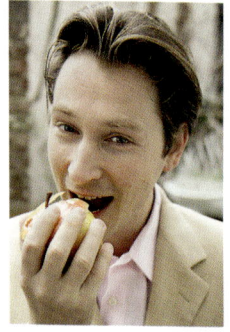

Sven-David Müller

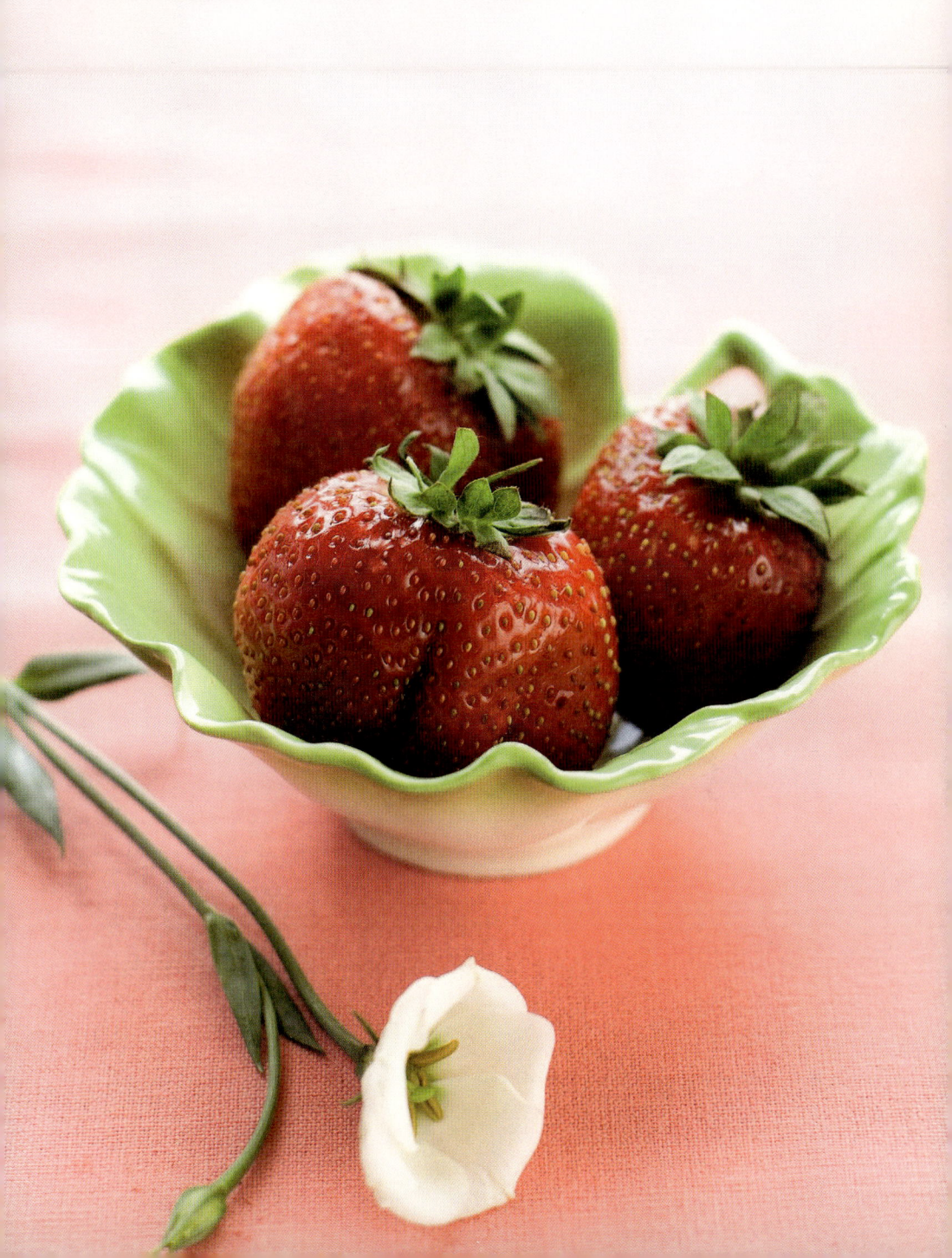

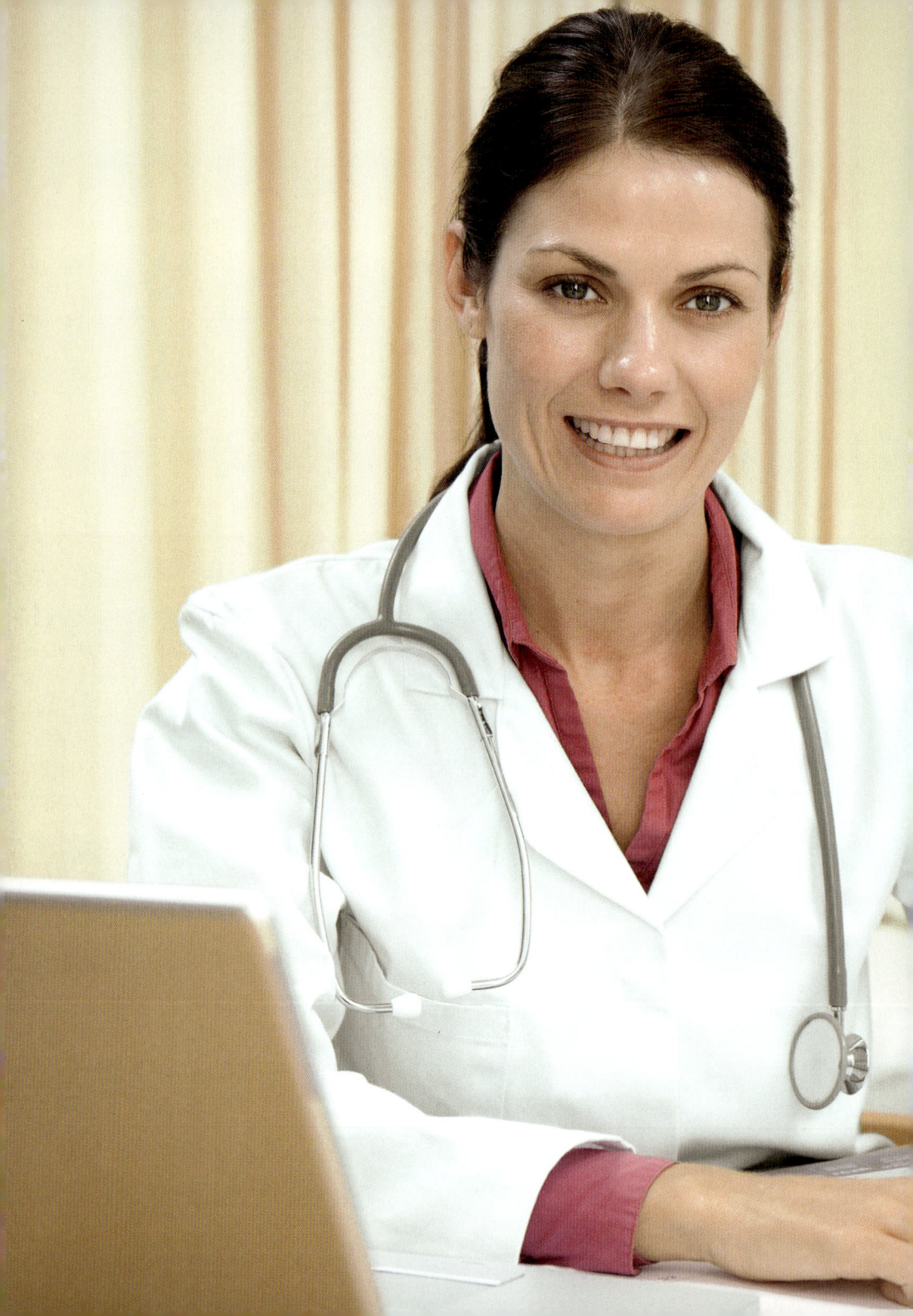

WAS IST DIABETES MELLITUS?

Diabetes mellitus wird auch heute noch in der Umgangssprache als Zuckerkrankheit bezeichnet. Dabei betrifft er nicht nur den Zuckerstoffwechsel noch löst Zucker die Krankheit aus, sondern meistens ist es eine falsche Ernährung insgesamt mit fettreichen Speisen und zuckerhaltigen Getränken. Diabetes mellitus ist eine chronische Stoffwechselerkrankung, die durch einen erhöhten Blutzuckerspiegel gekennzeichnet ist.

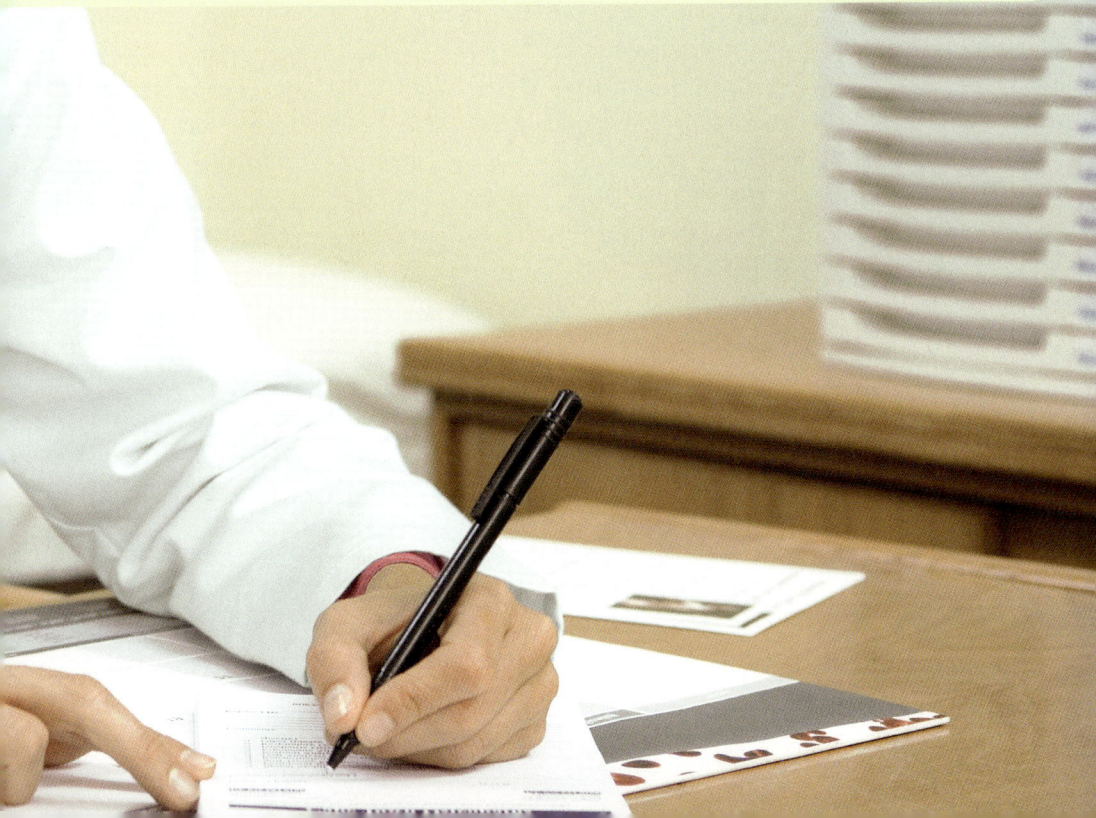

!

„Diabetes mellitus"
bedeutet „honig-
süßer Durchfluss".

Der Begriff „Diabetes mellitus" kommt aus dem Griechischen und bedeutet übersetzt „honigsüßer Durchfluss", bezogen auf die vermehrte Ausscheidung von zuckerhaltigem Urin. Der Urin schmeckt süß – so wurde die Diagnose Diabetes mellitus von der Antike bis zu Beginn des 20. Jahrhunderts durch eine Geschmacksprobe gestellt.

Diabetes ist eine chronische Erkrankung des gesamten Stoffwechsels. Betroffen ist in erster Linie der Zuckerstoffwechsel, weshalb Diabetes im Volksmund auch „Zuckerkrankheit" genannt wird. Diese Störung ist durch einen chronisch erhöhten Blutzuckerspiegel gekennzeichnet und beruht auf einem Insulinmangel bzw. einer gestörten Insulinwirkung. Aber auch der Fett- und Eiweißstoffwechsel sind gestört.

!

Hyperglykämie ist
ein medizinischer
Ausdruck, mit dem
ein zu hoher
Blutzuckerspiegel
bezeichnet wird.

Ein dauerhaft erhöhter Blutzuckerspiegel schädigt die Blutgefäße, sodass Folgeerkrankungen auftreten können. Zu solchen Folgeschäden gehören Herzinfarkt, Schlaganfall, Durchblutungsstörungen der Beine und Füße, Veränderungen der Netzhaut, Störungen der Nierenfunktion und Erektionsstörungen. Durch geschädigte Nerven kann es zu Taubheitsgefühlen und Gefühlsstörungen kommen.

Diabetes mellitus hat sich durch die allgemeine Über- und Fehlernährung, durch Bewegungsmangel und genetische Faktoren sowie Virusinfektionen zu einer Volkskrankheit entwickelt. In Deutschland leiden ungefähr acht Millionen Menschen an Diabetes mellitus. Diabetes ist eine lebenslange Erkrankung, die man jedoch sehr gut behandeln kann! Wer ein paar Dinge beachtet – vor allem hinsichtlich der Ernährung – und seinen Blutzuckerspiegel regelmäßig kontrolliert, kann trotz Diabetes ein beschwerdefreies Leben führen und Folgeschäden hinauszögern bzw. vermeiden.

Bei Diabetikern wird im Gegensatz zum gesunden Körper entweder kein Insulin oder zu wenig Insulin produziert. In den meisten Fällen wirkt es nicht richtig. Hierdurch kommt es zu vielfältigen Stoffwechselveränderungen.

Kohlenhydratstoffwechsel
Traubenzucker kann aufgrund des Insulinmangels oder der Insulinresistenz nicht in die Zellen des Körpers aufgenommen und verarbeitet (verbrannt) werden. Als Folge ist der Blutzuckerspiegel erhöht. Der Traubenzucker wird dann mit dem Urin ausgeschieden, hierfür sind große Flüssigkeitsmengen notwendig.

Fettstoffwechsel
Fettgewebe wird abgebaut, um den Organismus (beispielsweise die Muskulatur und das Gehirn) mit Energie zu versorgen, da Traubenzucker diese Aufgabe nicht mehr erfüllen kann. Es kommt zur Übersäuerung des Körpers durch Ketonkörper. Die Übersäuerung kann zum diabetischen Koma führen. Es dauert einige Zeit, bis der menschliche Organismus im Rahmen des Hungerstoffwechsels Fett verwerten kann.

Eiweißstoffwechsel
Körpereiweiß wird abgebaut, um den Energiebedarf der Körperzellen zu decken. Das abgebaute Körpereiweiß stammt aus den Muskeln, die zu diesem Zweck abgebaut werden müssen. Es kommt dadurch zu starken Gewichtsverlusten und dem Jo-Jo-Effekt. .

Diabetesformen –
Diabetes ist nicht gleich Diabetes

Der Diabetes mellitus wird in Typ 1 und 2 eingeteilt. Daneben gibt es einige Sonderformen. Zu ihnen zählen der Schwangerschaftsdiabetes, der erstmalig während einer Schwangerschaft auftritt, und Diabetes, der durch Vergiftungen, Erkrankungen, Medikamente oder genetische Störungen ausgelöst wird.

Typ-1-Diabetes – die seltenere Form

Im Gegensatz zum Typ-2-Diabetes ist der Typ-1-Diabetes eine vergleichsweise seltene Erkrankung. Nur einige Hunderttausend Menschen in Deutschland leiden darunter, meist von Kindheit an.

In der Regel ist der Typ-1-Diabetes auf einen Prozess zurückzuführen, der schließlich zur Vernichtung der insulinproduzierenden Zellen (Beta-Zellen) der Bauchspeicheldrüse und somit zu einem Insulinmangel führt.

Die Feststellung des Diabetes erfolgt oft erst, wenn die Blutzuckerwerte schon extrem angestiegen sind, Urinzucker in hoher Konzentration ausgeschieden wird und sich der Körper im Hungerstoffwechsel befindet, der Körper seine Energie also aus dem Fettgewebe bezieht. Dabei werden Ketonkörper (Azeton) freigesetzt, die zu einer Übersäuerung (Azidose) führen.

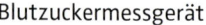

Blutzuckermessgerät

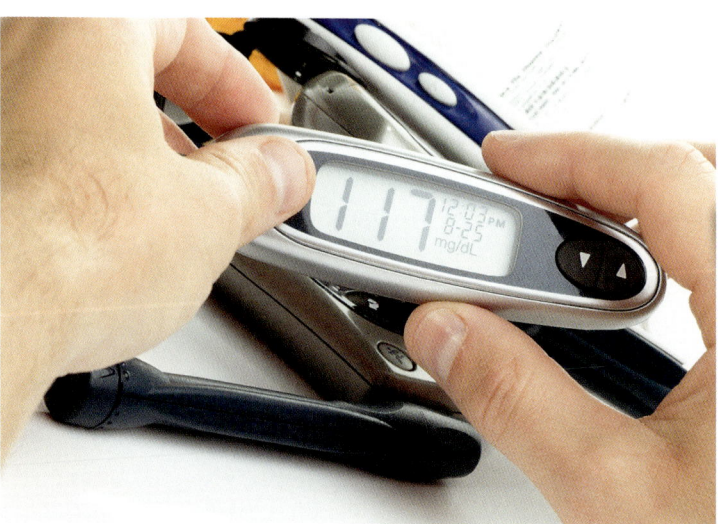

Diese Form des Diabetes ist grundsätzlich vom ersten Tag an insulinpflichtig. Die Erkrankung ist nicht heilbar und die Patienten müssen lebenslang Insulin spritzen.

Mit dem Einsetzen der Insulintherapie bei Typ-1-Diabetes normalisieren sich die Blutzuckerwerte relativ rasch, obwohl damit keine völlig normale Blutzuckereinstellung möglich ist. Bei einer guten Blutzuckereinstellung können Typ-1-Diabetiker jedoch ein beschwerdefreies Leben führen. Bei einer guten Blutzuckereinstellung lassen sich Folgekomplikationen weitgehend vermeiden.

!

Typ-1-Diabetiker müssen Insulin spritzen.

Typ-2-Diabetes – die Volkskrankheit

Typ-2-Diabetes wurde früher auch als Altersdiabetes bezeichnet, weil er meist bei älteren Menschen auftrat; heute sind zunehmend auch Jüngere davon betroffen. In der Regel entwickelt sich Diabetes langsam. Häufig vergehen bis zur Entdeckung fünf bis zehn Jahre, in denen die Erkrankung bereits erhebliche Schäden angerichtet hat.

Infolge erblicher Veranlagung in Verbindung mit Übergewicht und geringer körperlicher Betätigung kommt es zu einer Unempfindlichkeit der Körperzellen gegenüber Insulin (Insulinresistenz). Anzeichen für diesen Diabetes-Typ sind ein vermehrtes Durstgefühl, vermehrtes Wasserlassen, allgemeine Schwäche und Juckreiz, Infektionen und dann auch Folgeschäden an Augen, Nieren, Herz, Gefäßsystemen und Nerven.

Bei Typ-2-Diabetikern ist in vielen Fällen noch weit mehr als nur der Blutzuckerspiegel verändert. Typ-2-Diabetiker sind sozusagen „kränker" als Typ-1-Diabetiker – die Erkrankung darf grundsätzlich nicht als „leichter Altersdiabetes" verharmlost werden! Viele Patienten leiden unter dem sogenannten metabolischen Syndrom.

!

Typ-2-Diabetes wird oft erst spät erkannt.

Das metabolische Syndrom

Bei vielen Betroffenen sind mehrere Stoffwechselfunktionen gleichzeitig gestört: Übergewicht, Fettstoffwechselstörungen, Bluthochdruck sowie eine Insulinresistenz. Viele Patienten leiden auch unter erhöhtem Harnsäurespiegel im Blut, Gicht, Gallensteinleiden und degenerativen Gelenkerkrankungen. Diese Verkettung von Erkrankungen ist insbesondere auf das Übergewicht und eine genetische Prädisposition zurückzuführen.

Kriterien eines metabolischen Syndroms
(3 Kriterien genügen zur Diagnose):

Taillenumfang	> 102 cm (Mann) oder > 88 cm (Frau)
Blutdruck	> 140/90 mmHg
Triglyzeride (Blutfette)	> 150 mg/dl
HDL-Cholesterin	< 40 mg/dl
Nüchternblutzucker	> 110 mg/dl

Diabetes mellitus Typ 1 und Typ 2 im Vergleich

	TYP-1-DIABETES	TYP-2-DIABETES
Häufigkeit in Deutschland	Etwa 550.000 Betroffene.	Bekannt sind etwa 7,5 Millionen Betroffene – man vermutet aber eine extrem hohe Dunkelziffer.
Erkrankungsalter	Kinder und Jugendliche, seltener Erwachsene, generell aber keine Altersbegrenzung.	Erwachsene ab etwa 40 Jahren, in den letzten Jahren zunehmend auch junge Erwachsene, sogar Jugendliche.
Hauptursachen	Zerstörung der Beta-Zellen durch Autoimmunprozesse und auch genetische Faktoren (untergeordnete Rolle).	Ungesunder Lebensstil, vor allem mangelnde Bewegung sowie Fehl- und Überernährung, mit sich daraus entwickelnder Insulinresistenz. Wird außerdem durch Übergewicht und eine genetische Anlage begünstigt.

	TYP-1-DIABETES	TYP-2-DIABETES
Auftreten/Beginn	Akut bis subakut	Meist schleichend
Symptome	Durst mit reichlichem Trinken, große Mengen an Urin (auch nachts), massiver Gewichtsverlust, Müdigkeit, hohe Blutzuckerwerte, Zuckerausscheidung im Urin und Ketoazidose (Stoffwechselentgleisung).	Häufig keine Beschwerden, seltener kommt es zu schweren Stoffwechselentgleisungen. Häufiger sind schwere Veränderungen an den großen und kleinen Blutgefäßen sowie Nervenschäden zu beobachten, die anfangs aber symptomlos sind und von den Betroffenen oft unbemerkt bleiben.
Körpergewicht	Meist ist eine deutliche Gewichtsabnahme innerhalb kurzer Zeit zu beobachten.	Sehr häufig sind die Betroffenen übergewichtig – da das Insulin in der Regel nur leicht vermindert bis vermehrt im Blut vorhanden ist, haben die Patienten Heißhunger. Dies fördert den Fettaufbau und das Übergewicht und führt wiederum zu einer Insulinresistenz und verminderten Aufnahme von Zucker in die Zellen.
Insulinsekretion	Fehlend	Subnormal bis hoch, qualitativ aber immer gestört
Insulinresistenz	Keine oder nur gering	Oft ausgeprägt
Familiäre Häufung	Gering	Hoch (bei eineiigen Zwillingen über 90 Prozent)
Stoffwechsel	Labil	Stabil
Behandlung	Lebenslange Insulintherapie, gesunde, ausgewogene Ernährung und regelmäßige körperliche Aktivität.	Gewichtsreduktion durch Ernährungsumstellung und Bewegung.

Die Diabetesdiagnose

!

Ein erhöhter Blutzuckerspiegel weist deutlich auf Diabetes hin.

Das wichtigste Symptom des Diabetes ist der erhöhte Blutzuckerspiegel. Dieser lässt sich leicht vom Arzt feststellen. Trotzdem wird die Diagnose Typ-2-Diabetes mellitus in der Regel (zu) spät gestellt, da die Erkrankung weniger drastisch verläuft als der Typ-1-Diabetes. Die Symptome sind anfangs unspezifisch und werden von den Betroffenen nicht eindeutig erkannt, der Verlauf ist schleichend. Dabei ist ein Selbsttest ganz einfach, denn in vielen Apotheken werden Blutzuckermessungen angeboten. Sinnvoll ist es, bei Verdachtsmomenten auf Diabetes auch zu prüfen, ob Traubenzucker mit dem Urin ausgeschieden wird. Harnzuckerteststreifen gibt es preiswert in jeder Apotheke. Ergänzend sollte in jedem Fall ein Arzt konsultiert werden. Dieser kann die Diagnose eindeutig stellen.

Die Diagnose Diabetes mellitus wird sicher gestellt, wenn ein spontan gemessener Blutzuckerspiegel oberhalb 200 mg/dl liegt. In der Regel wird zur sicheren Diagnose ein Traubenzuckerbelastungstest (Glukose-Toleranz-Test OGGT) durchgeführt. Der Pa-

Blutzuckermessungen können auch in der Apotheke durchgeführt werden.

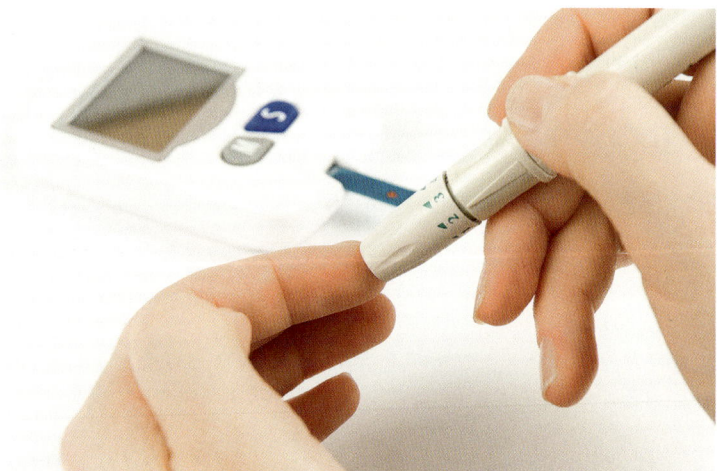

tient erhält morgens nüchtern nach der ersten Blutentnahme 75 g Traubenzucker, gelöst in 300 ml Wasser. Die Lösung muss innerhalb von 10 Minuten langsam getrunken werden. Weitere Blutentnahmen erfolgen 60 und 120 Minuten nach Trinkbeginn. Auch hier müssen die Blutglukosebestimmungen mit einer qualitätsgesicherten Methode erfolgen. Ein Diabetes mellitus liegt vor, wenn der Nüchternblutzucker über 120 mg/dl und der 2-Stunden-Blutzuckerwert über 200 mg/dl liegen. Kein Nachweis für eine Glukoseverwertungsstörung besteht, wenn der Nüchternblutzucker unter 120 mg/dl und der 2-Stunden-Blutzucker unter 140 mg/dl liegen.

> **!**
>
> Zur sicheren Diagnose führt Ihr Arzt einen Glukose-Toleranz-Test durch.

Typische Symptome eines unbehandelten Diabetes mellitus oder schlecht eingestellten Diabetes mellitus sind:
- starker Durst,
- Harndrang (auch nachts) und große Harnproduktion,
- schlecht heilende Wunden,
- Neigung zu Infektionen,
- Hautjucken (auch im Genitalbereich),
- erhöhter Blutzucker,
- Urinzuckerausscheidung,
- schlechtes Allgemeinbefinden,
- Leistungsminderung,
- Sehschwankungen,
- Übelkeit,
- Erbrechen,
- im Extremfall Azetonkörperausscheidung (weist auf Insulinmangel hin – Typ-1-Diabetes),
- Impotenz,
- im Extremfall deutliche ungewollte Gewichtsabnahme (weist auf Insulinmangel hin – Typ-1-Diabetes).

Diabetiker sollten
immer eher zu
Wasser als zu
gesüßten Säften
greifen.

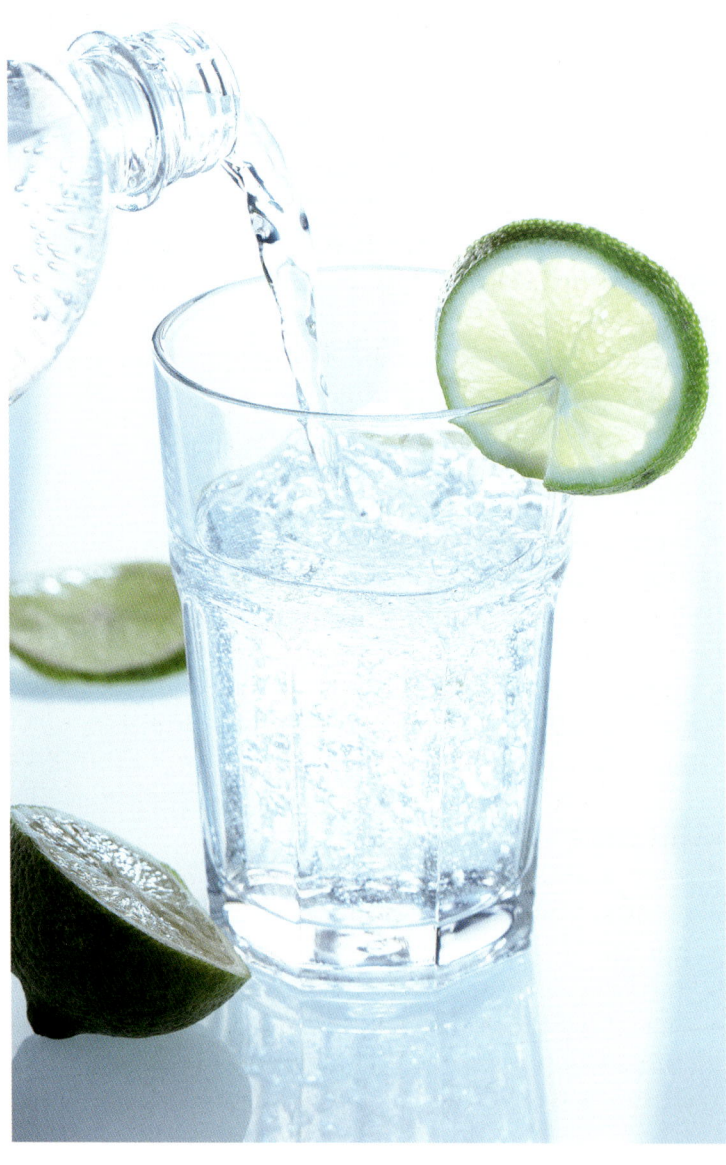

Folgeschäden des Diabetes mellitus

Folgeschäden werden insbesondere durch eine schlechte Blutzucker- und Blutdruckeinstellung hervorgerufen. Die erhöhten Blutzuckerwerte, die bei Diabetikern auch bei bester Blutzuckereinstellung, Selbstkontrolle und optimaler Ernährungsweise natürlich immer wieder auftreten können, führen zur „Verzuckerung von Proteinen" im Körper und rufen weitere Reaktionen hervor, die insbesondere die Nerven und die Blutgefäße schädigen. Diabetiker erleiden häufiger einen Herzinfarkt und einen Schlaganfall als Gesunde. Häufige Diabetesfolgen sind:

- Gefäßschädigung (diabetische Makroangiopathie/ Mikroangiopathie)
- Nierenschädigung (diabetische Nephropathie)
- Nervenschädigung (diabetische Neuropathie)
- Augenschädigung (diabetische Retinopathie)

Die Folgeschäden des Diabetes mellitus betreffen häufiger Typ-2-Diabetiker als Typ-1-Diabetiker. Das ist nicht nur auf die deutlich größere Patientenanzahl, sondern auf das metabolische Syndrom und die in der Regel späte Feststellung und Behandlung des Diabetes mellitus Typ 2 zurückzuführen. Grundsätzlich ist aber kein Diabetiker davor geschützt. Um Folgekomplikationen nicht zu fördern, sollten Diabetiker grundsätzlich normale Blutdruck- und Blutfettwerte haben.

Die Komplikationen und Folgen des Diabetes mellitus sollten nicht unterschätzt oder verharmlost werden: Die diabetische Nervenschädigung kann zur Fußamputation führen, die diabetische Augenschädigung kann mit der Erblindung enden, die diabetische Nierenschädigung mit der Dialysepflicht. Und tödliche Herzinfarkte sowie schwere Schlaganfälle sind bei Diabetikern durch die Gefäßschädigungen besonders häufig.

!

Die Folgeschäden des Diabetes mellitus betreffen häufiger Typ-2-Diabetiker.

Diabetiker leiden zu ...
- 75,2 % unter Bluthochdruck
- 11,9 % unter Augenschädigung
- 10,6 % unter Nervenschädigung
- 9,1 % unter einem Herzinfarkt
- 7,4 % unter Durchblutungsstörungen
- 4,7 % unter einen Schlaganfall
- 3,3 % unter Nierenschädigung
- 1,7 % unter einem diabetischer Fuß

!

Die gute Nachricht: Allen diabetischen Folgekomplikationen kann vorgebeugt werden.

Die gute Nachricht jedoch ist: Allen diabetischen Folgekomplikationen kann durch gute Blutzucker-, Blutfett- und Blutdruckeinstellungen vorgebeugt werden! Dabei ist der Wunsch vieler Menschen, die an Diabetes erkrankt sind, ihre Krankheit möglichst natürlich zu behandeln. Nur selten wird dabei bedacht, dass die Grundlage jeder guten Diabetestherapie absolut natürlich ist: Wer wollte bestreiten, dass eine gesunde, ausgewogene Ernährung mit viel frischen, saisongerechten Produkten und regelmäßige körperliche Aktivität auch strenge Kriterien einer natürlichen Behandlung perfekt erfüllen?

Insulin – der Dreh- und Angelpunkt im diabetischen Stoffwechsel

Insulin ist ein aus Eiweißbausteinen (Aminosäuren) bestehendes Hormon. Es ist für Menschen und Tiere überlebenswichtig. Insulin wird in der Bauchspeicheldrüse gebildet, gespeichert und direkt an das Blut abgegeben. Oral aufgenommenes Insulin, etwa als Tablette, würde wie ein anderes „Eiweiß" verdaut und somit in seiner Wirkung zerstört werden. Insulin kann daher nur gespritzt werden, wenn es wirksam sein soll.

Insulin ist ein lebenswichtiges Hormon, das in den Beta-Zellen der Bauchspeicheldrüse gebildet wird. Diese spezialisierten Zellen befinden sich nur in den Langerhansschen Inseln. Von diesen Inseln leitet sich auch der Name Insulin ab (lat. insula).

Die Bauchspeicheldrüse ist ein quer im Oberbauch liegendes kleines Drüsenorgan. Sie bildet in erster Linie den Bauchspeichel, der Enzyme enthält und den sauren Mageninhalt abpuffert. Zudem produziert die Bauchspeicheldrüse die wichtigen blutzuckerregulierenden Hormone Insulin und Glukagon. Während Insulin den Blutzucker senkt, erhöht Glukagon indirekt den Blutzucker. Glukagon setzt in der Leber und der Muskulatur das Speicherkohlenhydrat Glykogen frei und lässt damit den Blutzuckerspiegel ansteigen. Beide Hormone werden in den Langerhansschen Inseln produziert und direkt an das Blut abgegeben.

> **!**
>
> Die Bauchspeicheldrüse produziert blutzuckerregulierende Hormone.

Bei Diabetikern ist in der Regel nicht das gesamte Organ, sondern lediglich der kleine Anteil der Langerhansschen Inseln erkrankt, der Insulin produziert. Bei Typ-2-Diabetikern funktioniert dieser Teil noch eine lange Zeit. Nur wenn Typ-2-Diabetiker bei Übergewicht nicht abnehmen, sich wenig bewegen und keine Ernährungstherapie einhalten, hört die Insulinproduktion nach Jahren auf. Bei Typ-1-Diabetikern ist die Insulinproduktion zum Zeitpunkt der Diagnosestellung fast schon „eingeschlafen". Direkt nach der Diagnosestellung haben Typ-2-Diabetiker in der Regel keinen Insulinmangel, sondern bei ihnen ist nur die Insulinwirkung unzureichend. Durch eine falsche Behandlung werden viele Typ-2-Diabetiker zu insulinpflichtigen Patienten gemacht.

Nur Insulin kann den Blutzucker senken

Jeder Mensch benötigt Energie, damit er leben kann. Diese Energie stammt aus der Nahrung, die wir aufnehmen. Ein Bestandteil der Nahrung sind die Kohlenhydrate. Im Verdauungstrakt wer-

!

Bei Nicht-Diabe-
tikern wird Insulin
ausgeschüttet,
wenn der Blutzu-
ckerspiegel
ansteigt.

den die Kohlenhydrate überwiegend zu (Trauben-)Zucker bzw. Glukose gespalten. Dieser wird an das Blut abgegeben und heißt jetzt Blutzucker. Jeder Mensch benötigt Blutzucker als Energielieferant. Über die Blutgefäße erreicht der Blutzucker jede Zelle. Um dann jedoch in die Zellen hineinzugelangen, ist das Hormon Insulin notwendig. Es schließt sozusagen die Zellentüren auf. In den Zellen wird er verbrannt oder gespeichert. Ohne Insulin funktioniert das nicht. Daher würden Typ-1-Diabetiker ohne das Spritzen von Insulin nach kurzer Zeit versterben.

Direkt nach einer kohlenhydrathaltigen Mahlzeit schüttet die Bauchspeicheldrüse Insulin aus. Danach erfolgt eine weitere Ausschüttung, bis der Blutzuckerspiegel wieder normal ist. Bei Typ-1-Diabetikern bleibt diese Reaktion völlig aus; bei Typ-2-Diabetikern ist die erste Ausschüttung verzögert und die zweite Ausschüttung deutlich verstärkt. Dadurch haben Typ-2-Diabetiker zu „Unzeiten" hohe Insulinspiegel, was sich wiederum ungünstig auf das Abnehmvorhaben übergewichtiger Typ-2-Diabetiker auswirkt. Denn Insulin ist ein anaboles – also aufbauendes – Hormon, das Hunger indirekt auslöst. Insulin hemmt außerdem den Fettabbau und fördert den Fettaufbau. Auch daher haben es übergewichtige Typ-2-Diabetiker so schwer mit dem Abnehmen.

Die Bauchspeicheldrüse produziert ständig Insulin. Ohne Nahrungsaufnahme ist der Insulinspiegel aber relativ gering. Es darf nicht vergessen werden, dass insulinabhängige Stoffwechselprozesse immer ablaufen. Daher müssen insulinpflichtige Diabetiker auch nicht nur zu den Mahlzeiten Insulin spritzen. Die Insulinproduktion beim Gesunden und beim Typ-2-Diabetiker hat zwei Phasen: Die Basalinsulinsekretion stellt 24 Stunden Insulin zur Verfügung, während die Bolusinsulinsekretion mahlzeitabhängig ist. Ähnlich gestaltet sich auch die Insulintherapie bei insulinpflichtigen Diabetikern. Es muss ein basaler Insulinspiegel vorhanden sein und eine mahlzeitabhängige Insulinmenge. Bei Typ-2-Diabetikern kann durch orale Antidiabetika (also Tabletten) die Insulinwirkung verbessert werden oder die Ausschüttung angeregt werden. In vielen Fällen erhalten Typ-2-Diabetiker auch Bolusinsulin, damit der bei ihnen sonst verzögerte Insulinbolus nach den Mahlzeiten überbrückt wird. Insulin hat eine relativ kurze Halbwertzeit, es wird also rasch in der Leber und der Niere inaktiviert und dann abgebaut über die Nieren ausgeschieden. Daher gehen auch Leber- und Nierenerkrankungen mit einer Veränderung des Insulinstoffwechsels einher.

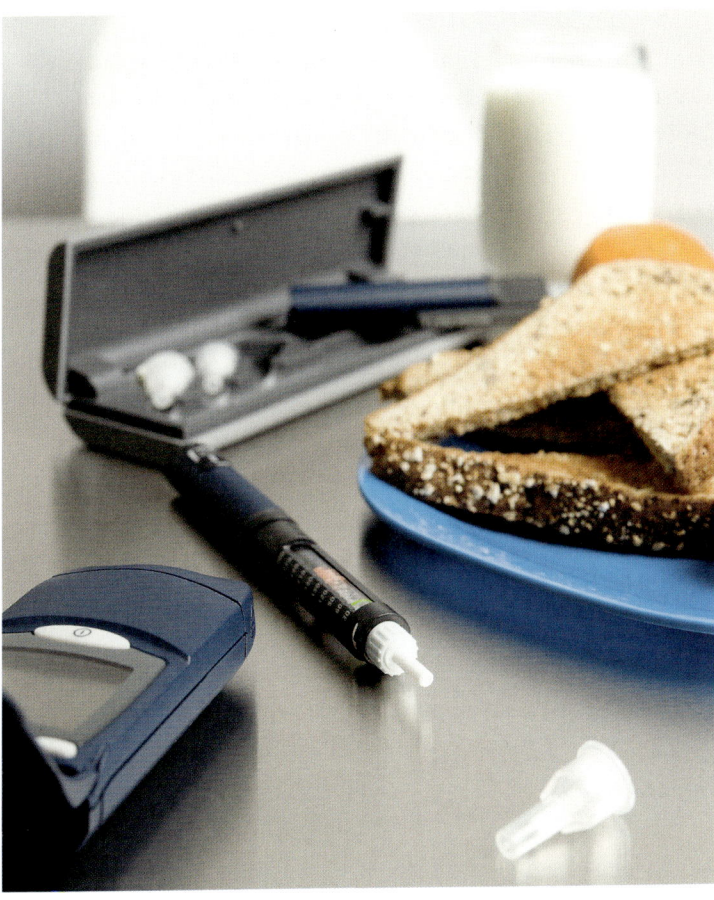

Typ-1-Diabetiker müssen regelmäßig Insulin spritzen.

!

Bei Typ-1-Diabe-
tikern wird kein
Insulin mehr
gebildet, und bei
den meisten
Typ-2-Diabetikern
gibt es die Insulin-
resistenz, sodass
das Insulin nicht
wirken kann.

Der Glukosetransport
vom Blut in die Zellen
mittels Insulin.

Sie haben schon gelernt, dass das Insulin dafür verantwortlich ist, den Traubenzucker (Glukose), der im Blut schwimmt, in die Zellen des Körpers zu befördern. Dafür dockt das Insulin an den Insulinrezeptoren der Zellen an. Die Zellwände verändern sich dann – einfach ausgedrückt – so, dass die Glukose in die Zellen transportiert werden kann. Für die Blutzuckerregulation sind also Insulin und Insulinrezeptoren notwendig. Bei Typ-1-Diabetikern wird kein Insulin mehr gebildet, und bei den meisten Typ-2-Diabetikern gibt es die Insulinresistenz, sodass das Insulin nicht normal wirken kann. Viele übergewichtige Typ-2-Diabetiker verfügen zwar über eine Insulinmenge, die für mehrere Menschen ausreichen würde, aber an ihren Zellen wirkt das Insulin nicht. Das ist auf Veränderungen der Insulinrezeptoren zurückzuführen. Übergewicht, Fehl- und Überernährung, genetische Faktoren und ein hoher Insulinspiegel schädigen die Rezeptoren und führen so zur Insulinresistenz. Die Insulinwirkung lässt sich durch viele natürliche Methoden nachweislich deutlich verbessern.

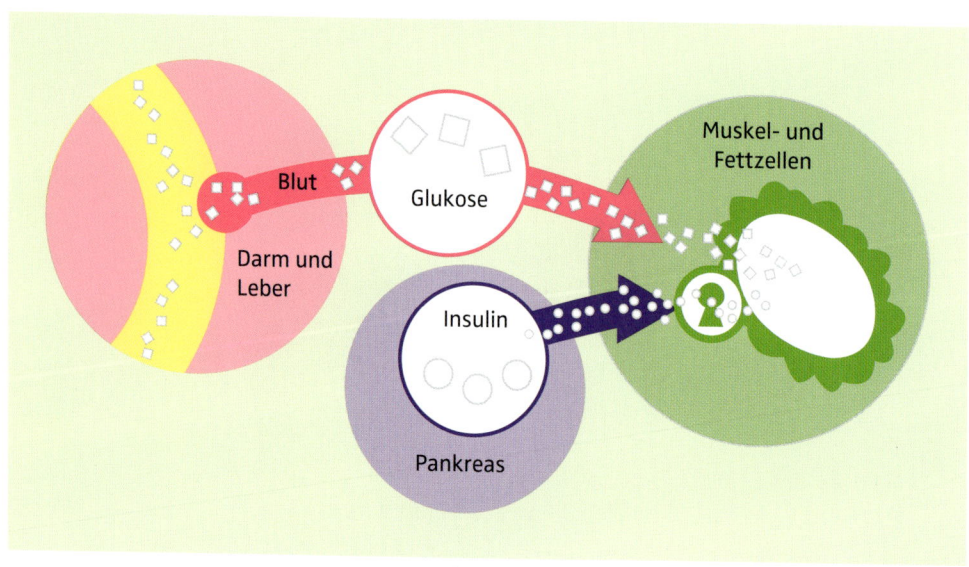

Grundlagen der Insulintherapie

Für die Insulintherapie stehen unterschiedliche Präparate (Insuline und Insulinanaloga) zur Verfügung. Tabletten, die in der Diabetestherapie von Typ-2-Diabetikern eingesetzt werden, enthalten kein Insulin. Sie verbessern die Insulinwirkung, vermindern die Glukosebildung in der Leber oder erhöhen die Insulinproduktion. Insulin kann mit Einmalinsulinspritzen oder einem Insulinpen ins Unterhautfettgewebe gespritzt werden. Es gibt auch Insulinpumpen, die das Insulin über einen Katheder ins Unterhautfettgewebe befördern. Exakt wird Insulin in das unter der Haut gelegene Fettgewebe im Bereich der Oberarme, des Bauches, des Pobereiches oder der Oberschenkel gespritzt. Der Schmerz einer Insulinspritze ist weit geringer als der Schmerz bei der Gewinnung eines Bluttropfens aus der Fingerbeere.

> **!**
> Tabletten, die in der Diabetestherapie von Typ-2-Diabetikern eingesetzt werden, enthalten kein Insulin.

Heute wird in der Regel Humaninsulin verwendet. Dieses Insulin ist identisch mit dem im menschlichen Körper. Es wird auf gentechnologische oder biotechnologische Weise gewonnen. Dabei können beispielsweise Pilze oder Bakterien so verändert werden, dass sie Insulin wie die menschliche Bauchspeicheldrüse produzieren.

Im Rahmen der Insulintherapie ist es erforderlich, eine basale, grundlegende Insulinrate zu erreichen. Dafür gibt es Verzögerungsinsuline und langwirksame Insulinanaloga. Zu den kohlenhydrathaltigen Mahlzeiten spritzen insulinpflichtige Diabetiker Normal- oder Altinsulin, das auch als Bolusinsulin bezeichnet wird. Noch rascher wirken kurzwirksame Insulinanaloga. Bei der Insulinpumpentherapie etwa erfolgt die Einspritzung des Insulins kontinuierlich über einen Dauerkatheder. Insulin ist ein verschreibungspflichtiges Medikament.

Eine Insulintherapie ist bei Typ-1-Diabetikern und anderen Diabetesformen, die mit einem Insulinmangel einhergehen, erforderlich. Auch schlanke Typ-2-Diabetiker benötigen oftmals Insulin. Es gibt nicht nur verschiedene Insuline, sondern auch

!

Auch bestimmte Vitalstoffe können die Insulinresistenz positiv beeinflussen.

unterschiedliche Strategien der Insulintherapie. Erst wenn ein Diabetiker kein oder deutlich zu wenig Insulin produziert – und das ist bei Typ-1-Diabetikern immer der Fall –, muss er Insulin erhalten. Diabetiker des Typs 2 müssen hingegen abnehmen, sich mehr bewegen und in der Regel kein Insulin erhalten. Denn übergewichtigen Menschen steht praktisch niemals zu wenig Insulin zur Verfügung. Im Gegenteil: Sie haben zu viel Insulin und eine Insulinresistenz. Die Insulinresistenz kann beim Typ-2-Diabetiker am besten durch eine Reduktion der Kalorienzufuhr, vermehrte körperliche Aktivität und geeignete Medikamente durchbrochen werden. Auch durch die Gabe von Chrom, Zink und Zimt lässt sich die Insulinresistenz beeinflussen (siehe Seite 132 und 142) – wobei dies gute ergänzende Maßnahmen sind, die andere therapeutische Maßnahmen nicht ersetzen. Die Insulinresistenz wird zudem durch gesättigte Fettsäuren (z. B. in Fleisch, Wurst und Milchprodukten) gefördert und durch ungesättigte Fettsäuren (z. B. in Fisch, pflanzlichen Ölen, Nüssen), insbesondere Omega-3-Fettsäuren, vermindert.

Grundsätzlich sollten bei Diabetikern Unter- und Überzuckerungen vermieden werden. Das ist nicht immer möglich. Kommt es aber wiederkehrend zu bestimmten Zeiten zu erhöhten oder erniedrigten Blutzuckerwerten, sollte etwas an der Insulintherapie verändert werden. Dies ist selbstverständlich immer mit dem behandelnden Arzt abzusprechen.

Medikamentöse Therapie ohne Insulin

Auch wenn bei Typ-2-Diabetikern insbesondere die Reduktion von Übergewicht wichtig ist, können Medikamente eingesetzt werden. Dazu gehören nach strenger Indikation Insulin und Tabletten. Manchmal kann es sinnvoll sein, Medikamente mit Insulin zu kombinieren, um die Blutzuckerwerte zu optimieren. Grundsätzlich gilt, dass Medikamente eine diabetesgerechte Ernährung nicht überflüssig machen. Für alle Diabetiker ist außerdem Bewegung besonders wichtig.

Als Tabletten stehen verschiedene Substanzen zur Verfügung. Einige steigern die Insulinproduktion und andere nehmen Einfluss auf die Insulinwirkung. Alle oralen Antidiabetika sind verschreibungspflichtig.

Antidiabetika zur Steigerung der Insulinproduktion:
- Sulfonylharnstoffe
- Glinide (Repaglinide und Nateglinide)

Antidiabetika zur Verbesserung der Insulinwirkung und Verlangsamung der Blutzuckersteigerung durch Nahrungskohlenyhdrate:
- Alpha-Glucosidasehemmer
- Metformin
- Glitazone (Thiazolidindione)

Sulfonylharnstoffe sind die ältesten Antidiabetika zum Einnehmen in Tablettenform. Sie erhöhen die Insulinproduktion in der Bauchspeicheldrüse und werden viel zu oft Diabetikern gegeben, die eigentlich abnehmen müssen. Sinnvoll kann ihr Einsatz bei schlanken Typ-2-Diabetikern sein, deren Insulinproduktion sonst nicht ausreichend ist. Bewährt haben sich insbesondere die Substanzen Tolbutamid, Glipizid und Glimepirid, da sie rasch und kurz wirken und somit die Insulinresistenz weniger verstärken als

Glibenclamid. Sulfonylharnstoffe können im Gegensatz zu den meisten anderen oralen Antidiabetika zu Unterzuckerungen führen. Patienten, die mit Sulfonylharnstoffen behandelt werden, sollten Alkohol strikt meiden. Unter der Gabe von Sulfonylharnstoffen kommt es meist zu einer deutlichen Gewichtszunahme. Diese Präparate können mit anderen Antidiabetika kombiniert werden und sollten vor dem Essen eingenommen werden.

Glinide (Repaglinide) sind ein Ergebnis der modernen Diabetesforschung und erst seit etwa zehn Jahren auf dem Markt. Sie führen zu einer sehr raschen Insulinfreisetzung aus der Bauchspeicheldrüse. Das ist ein Vorteil gegenüber den Sulfonylharnstoffen. Außerdem wirken sie in Abhängigkeit des Blutzuckerspiegels. Das Präparat sollte vor jeder kohlenhydrathaltigen Mahlzeit eingenommen werden. Glinide lösen seltener und weniger gefährliche Unterzuckerungen aus als Sulfonylharnstoff-Präparate. Das Präparat kann gut mit Metformin kombiniert werden.

Nateglinide ist seit 2001 auf dem Markt. Es steigert die Insulinfreisetzung. Die Wirkung ist aber ähnlich wie der Glinide und daher den Sulfonylharnstoffen überlegen. Hypoglykämien treten relativ selten auf. Das Präparat darf nur mit Metformin kombiniert werden. Es wird zu den großen Mahlzeiten eingenommen.

Alpha-Glucosidasehemmer verlangsamen die Blutzuckersteigerung nach Aufnahme von kohlenhydrathaltigen Mahlzeiten. Sie verzögern die Spaltung der Kohlenhydrate. Dadurch steigt der Blutzuckerspiegel langsam an. Außerdem stimulieren sie indirekt und milde die Insulinsekretion. Wichtiger ist aber der Effekt auf die Insulinresistenz, den dieses Medikament hervorruft. Als Nebenwirkung sind insbesondere Blähungen anzuführen. Die Einnahme erfolgt mit dem ersten Bissen der kohlenhydrathaltigen Mahlzeit. Das Präparat kann keine Unterzuckerungen auslösen und wirkt milde. Es kann auch mit anderen Antidiabetika kombiniert werden.

Metformin ist ein ideales Medikament für Diabetiker, die keinen absoluten Insulinmangel haben. Dieses Präparat wirkt der Insulinresistenz in besonderem Maße entgegen und ist zudem außerordentlich preiswert. Außerdem kann es keine Unterzuckerungen hervorrufen. Metformin reduziert aber nicht nur die Insulinresistenz, es verzögert die Zuckeraufnahme vom Darm ins Blut und sorgt dafür, dass verstärkt Zucker in die Muskulatur aufgenommen wird. Außerdem erleichtert Metformin laut vorliegenden Studien die Gewichtsreduktion. Metformin kann langfristig Nebenwirkungen haben (Übersäuerung), die beachtet werden müssen. In jedem Falle ist Metformin bei Beachtung der Nebenwirkungen und Kontraindikationen das orale Antidiabetikum der ersten Wahl bei übergewichtigen Typ-2-Diabetikern. Der Einsatz ist auch bei schlanken Typ-2-Diabetikern möglich. Metformin kann auch mit anderen Antidiabetika kombiniert werden. Metformin wird zu den Mahlzeiten eingenommen.

Glitazone sind Antidiabetika der neuen Generation. Sie sind hochwirksam und sicher. Sie werden auch als Insulin-Sensitizer bezeichnet, da sie die Wirkung von Insulin verstärken. Damit sind diese Präparate nur wirksam, wenn noch eine ausreichende Insulinproduktion gewährleistet werden kann. Sie verstärken die Insulinwirkung am Fettgewebe, der Muskulatur und der Leber. Insulin-Sensitizer aktivieren die Insulinrezeptoren. Damit senken sie den Blutzuckerspiegel. Diese Medikamentengruppe kann das Körpergewicht – insbesondere durch Wassereinlagerungen – steigern. Sie vermindern jedoch bestimmte Fettzellen – und das wirkt sich positiv auf den Stoffwechsel und die Gesundheit aus. Glitazone können mit anderen Antidiabetika kombiniert werden. Besonders sinnvoll erscheint die Kombination mit Metformin.

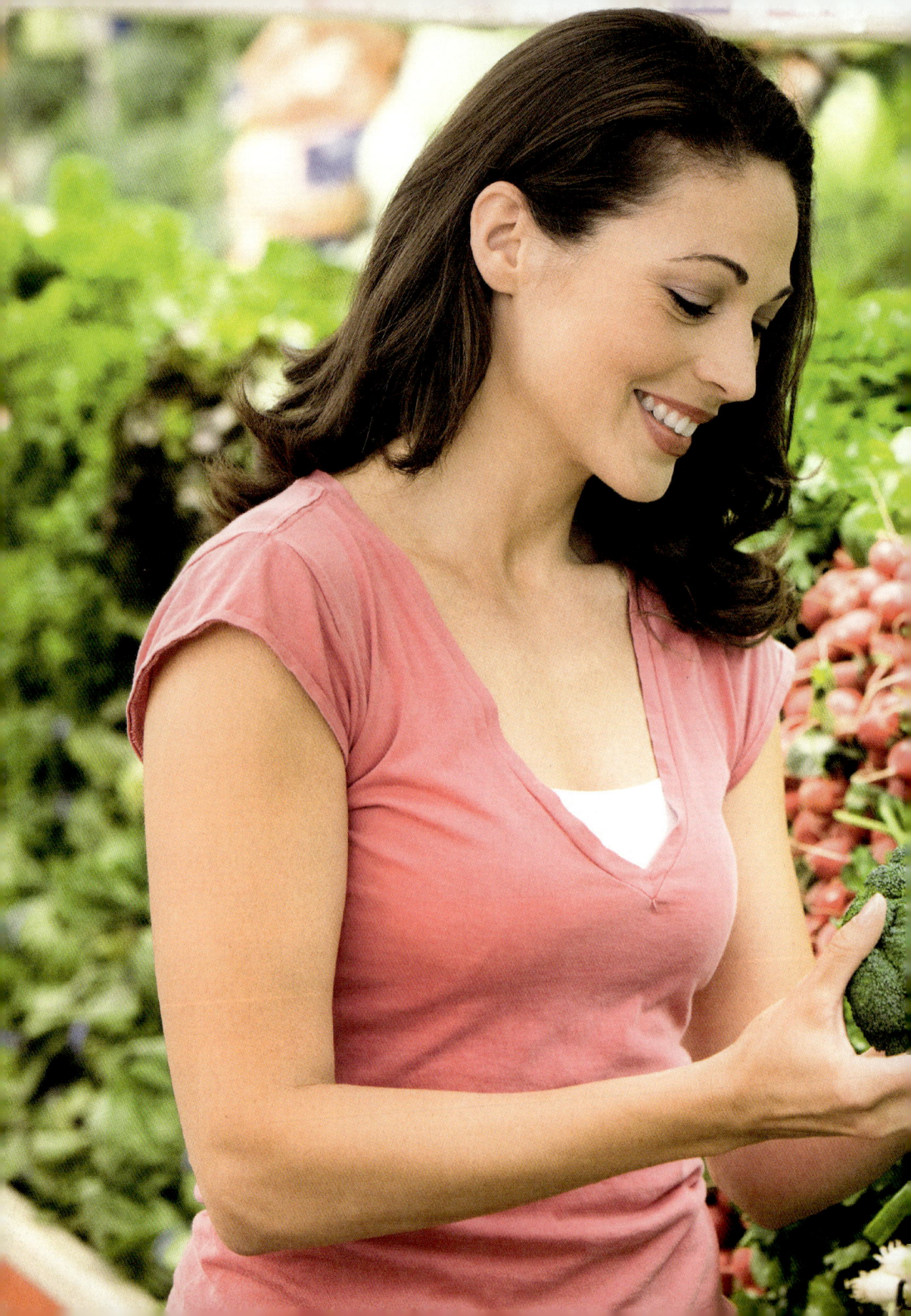

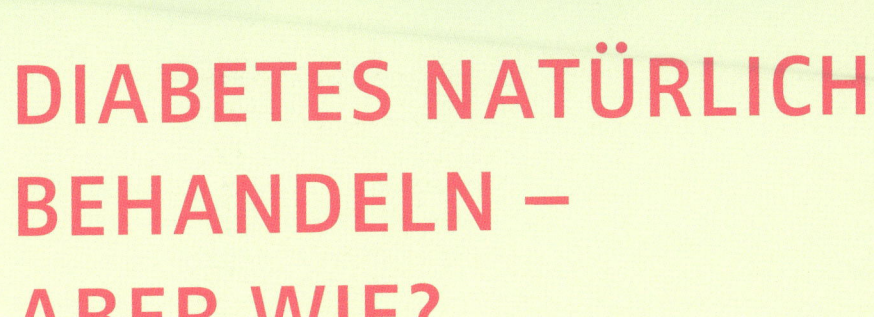

DIABETES NATÜRLICH BEHANDELN – ABER WIE?

„Ich möchte meine Krankheit möglichst natürlich behandeln" ist der Wunsch vieler Menschen, die an Diabetes erkrankt sind. Die Grundlage jeder guten Diabetestherapie ist absolut natürlich: Wer wollte bestreiten, dass eine ausgewogene Ernährung mit viel frischen Produkten und körperliche Aktivität auch strenge Kriterien einer natürlichen Behandlung erfüllen? In den letzten Jahren haben viele, ebenfalls als „natürlich" geltende Behandlungsformen die Ernährungstherapie erweitert. Auch auf diese alternativen Therapieformen werden wir im folgenden Kapitel eingehen.

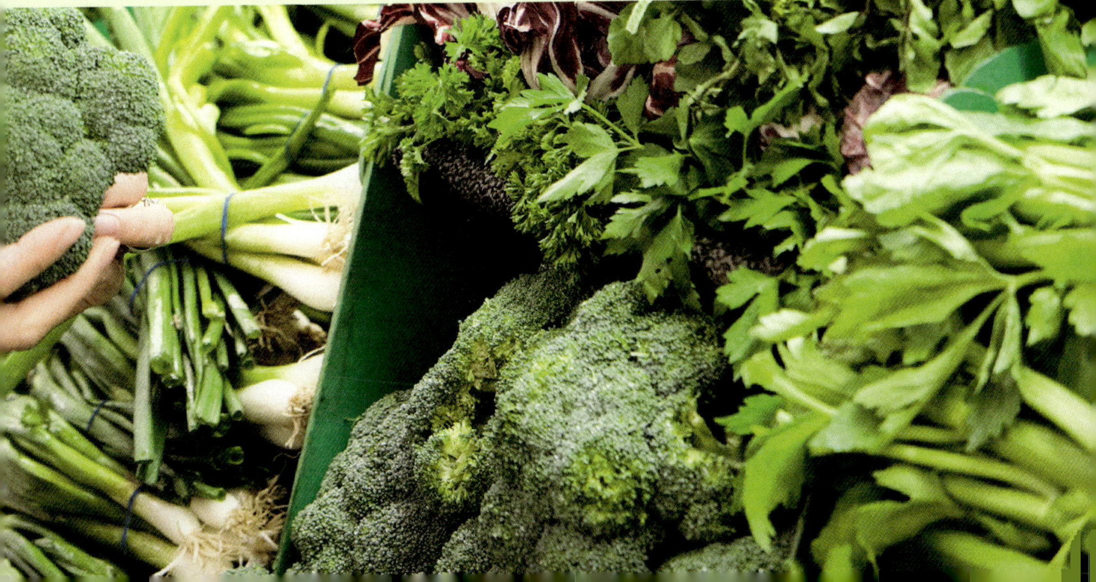

Die Heilwirkung einer gesunden, natürlichen Ernährung

!

Ein strenger Essensplan für Diabetiker ist heutzutage unnötig.

Gesunde und ausgewogene Ernährung ist ein entscheidendes Element in der Diabetestherapie. Diabeteskost bedeutet heutzutage nicht mehr die Einhaltung eines strengen Essensplans, wie es zu früheren Zeiten der Fall war. Bedeutsam ist die Fähigkeit zur Einschätzung dessen, was mit dem Essen zu sich genommen wird. Nur mit Kenntnis der Blutzuckerauswirkungen der Nährstoffe funktioniert die intensivierte Insulinbehandlung bei Typ-1-Diabetikern und nur so werden die Therapieziele beim Typ-2-Diabetiker erreicht. Für Typ-1- und Typ-2-Patienten gelten grundsätzlich andere Regeln der Ernährung.

Empfohlen wird eine vollwertige und bedarfsgerechte Kost, die den allgemeinen Ernährungsempfehlungen für Gesunde entspricht. Diese gesunde Ernährung orientiert sich an der mediterranen Küche: Ballaststoffreiche Kohlenhydrate in Form von beispielsweise Pellkartoffeln, Vollkornprodukten oder ungeschältem Reis, Gemüse, pflanzliche Öle, kaum tierische Fette (beispielsweise Fleisch), dafür aber viel Fisch, frische und ungeschälte Früchte, täglich eine Handvoll Nüsse und magere Milchprodukte. Weiterhin sollte die Ernährungsweise relativ fettarm sein. Insgesamt sollte der Anteil an Kohlenhydraten und gesunden Fettsäuren (beispielsweise in Pflanzenölen wie Rapsöl, Leinöl oder Nussölen) 60 bis 70 Prozent der Gesamtkalorien ausmachen.

!

Für Typ-2-Diabetiker essenziell: Gesund essen und körperliche Bewegung.

Entscheidende Elemente in der Therapie des Typ-2-Diabetes sind die Umsetzung der Ernährungsempfehlungen sowie körperliche Bewegung. Anders als Typ-1-Diabetiker, die die Kohlenhydrate in Lebensmitteln in Form von BE (Berechnungseinheiten) berechnen, ist es für Typ-2-Diabetiker auch von Bedeutung, Kalorien zu zählen. Nur wer wenig Kalorien aufnimmt, kann das Körpergewicht reduzieren und dadurch den Blutzuckerspiegel natürlich optimieren oder sogar total normalisieren.

Was Diabetiker über die Nährstoffe und Co. wissen müssen

Wir essen von einigen Nahrungsinhaltsstoffen zu viel, von anderen zu wenig und insgesamt ernähren wir uns im Durchschnitt zu energiereich – nehmen also zu viele Kalorien auf. Die Folgen der Fehlernährung sind ernährungsabhängige Krankheiten, wie eben der Diabetes mellitus Typ 2.

Nahrungsinhaltsstoffe, die Energie liefern, werden als Nährstoffe und solche, die Wirkungen im Organismus haben, aber keine Energie liefern, als Wirkstoffe bezeichnet. Daneben gibt es sekundäre Pflanzenstoffe, Ballaststoffe, Wasser und Alkohol. Zu den Nährstoffen gehören Kohlenhydrate, Eiweiße und Fette. Vitamine und Mineralstoffe sind Wirkstoffe. Es gibt wasser- und fettlösliche Vitamine. Entsprechend ihrem Vorkommen im Körper und dem täglichen Bedarf werden Mengen- und Spurenelemente unterschieden. Der Energiegehalt der Nahrung wird in Kilokalorien oder Kilojoule gemessen.

> **!**
> Nährstoffe sind Kohlenhydrate, Eiweiße und Fette.

Kaloriengehalt der Nährstoffe und von Alkohol

1 g Eiweiß = 4 kcal
1 g Fett = 9 kcal
1 g Kohlenhydrate = 4 kcal
1 g Alkohol = 7 kcal

Hier finden sich Nährstoffe:

- Fette (Lipide): z. B. in Butter, Margarine, Öl, Fleisch und Milch
- Eiweiße (Proteine): z. B. in Fleisch, Fisch, Geflügel, Eiern und Milch
- Kohlenhydrate: z. B. in Zucker, Mehl, Kartoffeln, Obst, Gemüse und Milch

Fette

Nahrungsfette sind wichtige Energielieferanten für unseren Organismus. Sie liefern dem Körper mehr als doppelt so viel Energie wie Eiweiß und Kohlenhydrate. Fette bestehen hauptsächlich aus Fettsäuren. Die Nahrungsfette sind in der Regel Triglyzeride, die aus Glyzerin und drei Fettsäuren bestehen. Es gibt kurzkettige, mittelkettige und langkettige Fettsäuren. Bei den Fettsäuren unterscheidet man zwischen gesättigten Fettsäuren, Transfettsäuren sowie einfach und mehrfach ungesättigten Fettsäuren (inklusive Omega-3- und Omega-6-Fettsäuren). Die richtige Fettzufuhr ist eine natürliche Diabetesbehandlung für Typ-1- und Typ-2-Diabetiker.

> **!**
>
> Fette sind die kalorienreichsten Nährstoffe.

Mit der Nahrung sollten höchstens 35 Prozent der gesamten Kalorienmenge in Form von Fett, überwiegend pflanzlichen Ursprungs, zugeführt werden. Die Empfehlung der deutschen Gesellschaft für Ernährung (DGE) lautet, davon

- max. 10 Prozent aus gesättigten,
- 10 Prozent aus mehrfach ungesättigten und
- 10–15 Prozent der Gesamtfettmenge aus einfach ungesättigten Fettsäuren zuzuführen.

Einfach ungesättigte Fettsäuren sind beispielsweise in Oliven- oder Rapsöl, mehrfach ungesättigte Fettsäuren in Maiskeimöl oder Distelöl, gesättigte Fettsäuren hauptsächlich in tierischen Fetten wie Fleisch, Milch und Milchprodukte, aber auch in pflanzlichen Fetten wie Kokosfett enthalten. Reich an Omega-3-Fettsäuren sind fette Fischsorten wie Lachs; reich an Omega-6-Fettsäuren sind bestimmte Pflanzen, Samen und Pflanzenöle.

Fettreiche Lebensmittel sind Butter, Margarine, Öl, Fleisch, Wurst, Käse, Sahne, Nüsse und Samen. Fettarme Lebensmittel sind Obst, Gemüse, Getreideprodukte, Zucker, Seefisch, Hülsenfrüchte und Kartoffeln.

Neben ihrer Funktion als Energielieferant sind Fette wichtig bei der Aufnahme fettlöslicher Vitamine

Übergewichtige Typ-2-Diabetiker sollten sehr sparsam mit dem Dickmacher Fett umgehen. Täglich sollten 1–2 Esslöffel Streichfett, möglichst Diät- oder Halbfettdiätmargarine mit Phytosterinen, gegessen werden. Beim Kochen und Braten ist maximal 1 Esslöffel Pflanzenöl (möglichst Rapsöl) empfehlenswert. Für den Salat genügt 1 Teelöffel Raps-, Lein- oder Nussöl. Für Typ-1-Diabetiker ist wichtig, dass Fette und Öle nicht nach BE berechnet werden. Fette und Öle steigern zwar das Gewicht, aber nicht den Blutzuckerspiegel. Fette sorgen für eine langsame Magenentleerung und das sorgt für eine milde Blutzuckersteigerung.

Omega-3-Fettsäuren

Bei sehr vielen Diabetikern werden zu hohe Blutfettwerte diagnostiziert. Vor allem kommt es kurzfristig nach fettreichen Mahlzeiten zu einem teilweise drastischen und daher besonders gefährlichen Anstieg der Triglyzeride (Neutralfette). Dieser Anstieg tritt häufig in Begleitung anderer Risikofaktoren für das Herz-Kreislauf-System auf und wird zudem oft im Zusammenhang mit einer Insulinresistenz beobachtet. Diabetiker profitieren von einer regelmäßigen Zufuhr von Omega-3-Fettsäuren. Sie besitzen vielfältige, sich ergänzende Eigenschaften. Vor allem ist dabei die ausgeprägt triglyzeridsenkende Wirkung der Omega-3-Fettsäuren zu nennen. Darüber hinaus verbessern sie die Fließeigenschaften des Blutes, wirken entzündungshemmend, senken den Blutdruck und stabilisieren den Herzrhythmus. Omega-3-Fettsäuren kommen insbesondere in fettreichen Fischarten wie Lachs, Makrele, Thunfisch und Hering vor. Wer keinen Fisch mag, kann nach Rücksprache mit dem Arzt und Diätassistenten Fischölkapseln einnehmen.

!

Diabetiker profitieren von einer regelmäßigen Zufuhr von Omega-3-Fettsäuren.

Transfettsäuren

Transfettsäuren entstehen bei starker Erhitzung von mehrfach ungesättigten Fettsäuren oder bei der Härtung von pflanzlichen Fetten. Transfettsäuren erhöhen die Triglyzeride und das ungesunde LDL-Cholesterol und senken das gesunde HDL-Cholesterol im Blut. Zudem steigt das Risiko, an Arteriosklerose zu erkranken. Die Aufnahme an Transfettsäuren sollte daher 1 Prozent der Nahrungsenergie nicht übersteigen. Das wären bei einem Energieverbrauch von 2400 kcal/Tag etwa 2,6g/Tag. Für Diabetiker ist zu beachten, dass Transfettsäuren die Insulinwirkung verschlechtern, daher ist eine transfettsäurearme Ernährungsweise Bestand-

Lachs ist reich an Omega-3-Fettsäuren.

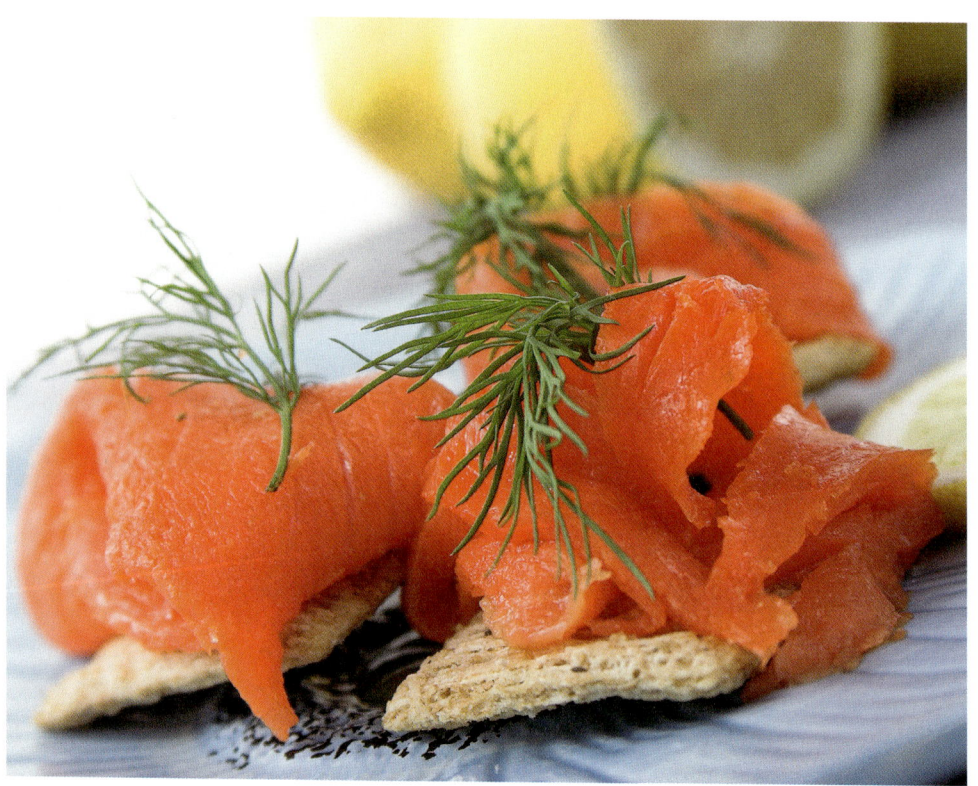

teil einer natürlichen Diabetesbehandlung. Diätmargarine ist frei von Transfettsäuren, Butter nicht.

Reich an Transfettsäuren sind Blätterteig, Pommes frites, frittierte Lebensmittel, Chips, Brat- und Backfette, Margarine, Fertigprodukte, Nuss-Nugat-Cremes, Gebäck, Fertigsuppen und -soßen, Milch und Milchprodukte sowie Rindfleisch.

Eiweiß

Eiweiß dient dem Körper als Baustoff. Aminosäuren sind Bausteine der Eiweiße und haben neben dem Aufbau der Körpermasse weitere Funktionen im Körper. Eiweiße sind Bestandteile von Enzymen, Hormonen, Antikörpern in der Immunabwehr, Übertragersubstanzen von Nervenimpulsen und vielem mehr. Bei einem Eiweißmangel stehen dem Körper nicht mehr ausreichend Baustoffe zur Verfügung und der Organismus ist nicht mehr in der Lage, die körpereigenen Eiweißverbindungen aufzubauen. Es kommt zu zahlreichen Stoffwechselstörungen, beispielsweise einer Schwächung des Immunsystems oder dem Jo-Jo-Effekt.

Proteine oder Eiweiße gehören zu den Grundbausteinen aller Zellen.

Die Deutsche Gesellschaft für Ernährung (DGE) empfiehlt für den gesunden Erwachsenen eine tägliche Zufuhr von 0,8 bis 1 Gramm Eiweiß pro Kilogramm Körpergewicht, das entspricht einem Anteil von 10 bis 12 Prozent der Gesamtenergiezufuhr. Ältere Menschen sollten auf eine eiweißreiche Kost achten, da lediglich der Energiebedarf, aber nicht der Proteinbedarf mit zunehmendem Alter sinkt. Übergewichtige sollten 1 Gramm Eiweiß pro Körperkilogramm zuführen, um eine ausreichende Sättigung zu erzielen und dem Jo-Jo-Effekt vorzubeugen. Wer abnehmen möchte, braucht ausreichend Eiweiß. Eiweiß hat praktisch keinen Einfluss auf den Blutzuckerspiegel und wird nahezu insulinunabhängig verwertet.

Eiweißreiche Lebensmittel sind Fleisch, Wurstwaren, Fisch, Milch- und Milchprodukte, Eier, Hülsenfrüchte und Sojaprodukte. Eiweißarme Lebensmittel sind Butter, Margarine, Öl,

Zucker, Obst, Gemüse, Kartoffeln, Säfte, Getränke und Alkoholika.

Um eine gezielte Gewichtsreduktion zu erreichen, sollten übergewichtige Typ-2-Diabetiker 1 Gramm Eiweiß pro Körperkilogramm mit der Nahrung aufnehmen. Ideal sind dafür fettarme Proteinträger wie Magerquark, mageres Fleisch, Harzer Käse, Seefisch oder Sojaprodukte. Die Nierenbelastung durch Soja- und Fischeiweiß ist deutlich geringer als die durch Fleischprotein.

Eiweiß und Fett in der diabetesgerechten Ernährung

Im Stoffwechsel kann aus Eiweißbausteinen sowie Glyzerin, das Bestandteil des Fettes ist, Glukose entstehen. Außerdem läuft der Fett- und Eiweißstoffwechsel auch insulinabhängig ab. Eiweiß und Fett steigern den Blutzucker zwar nicht direkt, im Stoffwechsel beider Nährstoffe wird aber Insulin benötigt. Während gesättigte Fettsäuen die Insulinresistenz fördern, wirken sich einfach ungesättigte Fettsäuren sowie Omega-3-Fettsäuren positiv auf die Insulinwirkung sowie die Blutzuckereinstellung aus. Daher sollten Diabetiker gesättigte Fettsäuren weitgehend meiden und besser einfach ungesättigte Fettsäuren sowie Omega-3-Fettsäuren aufnehmen.

Durch die erhöhten Blutzuckerwerte sowie die oftmals gleichzeitig erhöhten Blutdruckwerte sind die Nieren von Diabetikern gefährdet. Eine eiweißreiche Kost wirkt sich negativ bei Diabetes mellitus aus. Das Eiweiß aus Soja, Sojaprodukten sowie Fisch hat jedoch gute Auswirkungen bei Diabetikern. Daher sollte Soja regelmäßig und Fisch mindestens zweimal wöchentlich auf dem Speiseplan stehen. Mit Fisch nehmen Sie gleichzeitig die wichtigen Omega-3-Fettsäuren sowie gesundheitsförderliche Vitamine und Mineralstoffe auf.

!

Typ-2-Diabetiker sollten fettarme Eiweißträger bevorzugen.

!

Eiweiß und Fett steigern den Blutzucker zwar nicht direkt, im Stoffwechsel beider Nährstoffe wird aber Insulin benötigt.

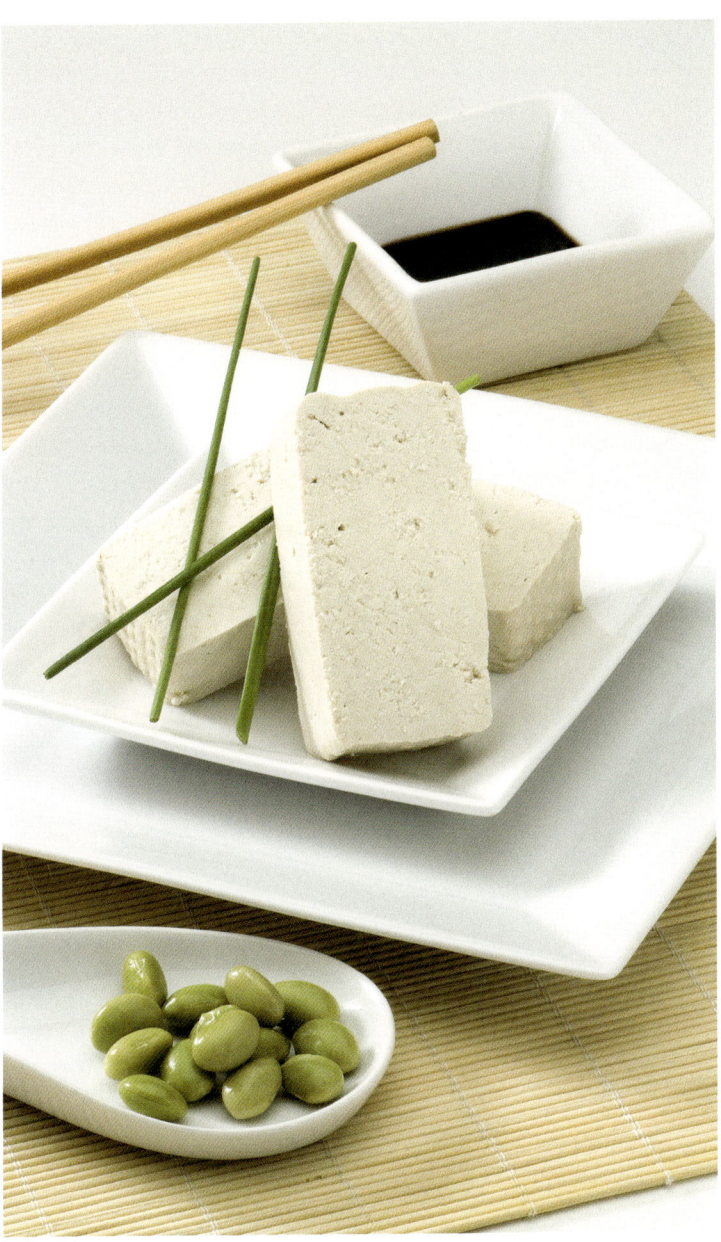

Tofu passt sehr gut in die Diabetes-ernährung.

Kohlenhydrate

Kohlenhydrate dienen dem Körper als schneller Energielieferant, beispielsweise für die Gehirnzellen, die Versorgung des Nervensystems, des Herzens und der Muskulatur. Die Kohlenhydratzufuhr dient der direkten energetischen Versorgung des Körpers. Übermäßig aufgenommene Kohlenhydrate wandelt der Körper in Fett um und lagert es in den Fettzellen ab.

Kohlenhydratreich sind Zucker, zuckerhaltige Lebensmittel, Getreideprodukte, Obst, Gemüse, Kartoffeln und Milch. Kohlenhydratarm sind Butter, Margarine, Öl, Fisch, Fleisch, Wurst, Geflügel und Eier.

Kohlenhydrate sind die einzigen Nährstoffe, die direkten Einfluss auf den Blutzuckerspiegel haben. Aber nicht alle Kohlenhydrate sind wirklich blutzuckerwirksam. In erster Linie ist ihr

!

Kohlenhydrate sind die einzigen Nährstoffe, die direkten Einfluss auf den Blutzuckerspiegel haben.

Vollkornprodukte zählen zu den kohlenhydratreichen Lebensmitteln.

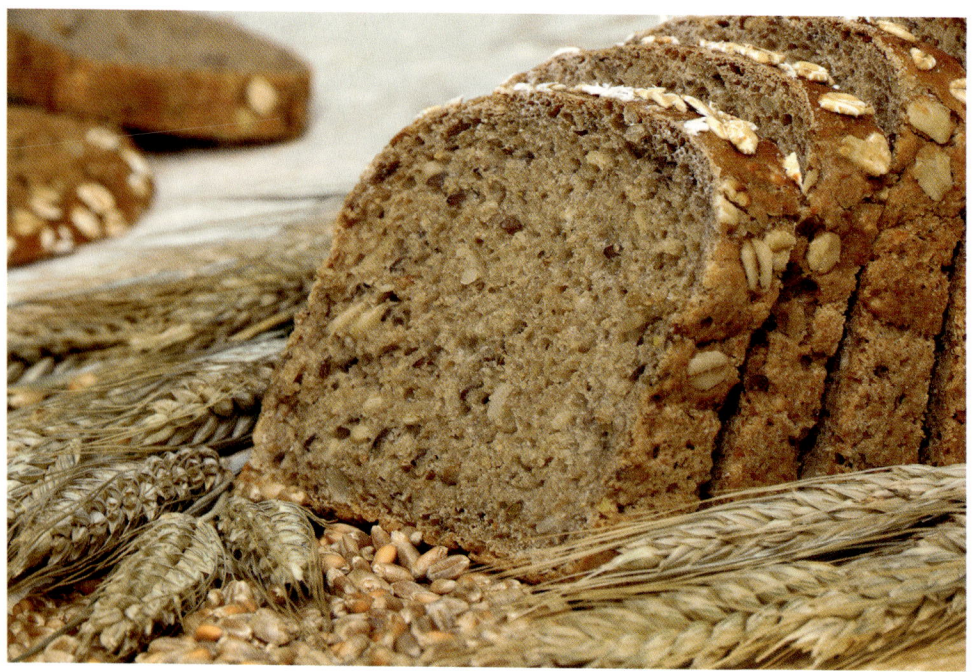

Gehalt an Traubenzucker (Glukose) wichtig. Denn nur Glukose kann den Blutzuckerspiegel direkt erhöhen. Trotzdem sollten sie nicht aus dem Speiseplan des Diabetikers verschwinden. Ihr Anteil an der Gesamtaufnahme sollte genauso hoch wie beim Gesunden liegen. Es ist aber sinnvoll, die Kohlenhydrate auf mehrere Mahlzeiten aufzuteilen, um starke Blutzuckerschwankungen zu vermeiden. Kohlenhydrate werden vom Körper unterschiedlich schnell aufgenommen und erhöhen deshalb in ungleichem Maße die Blutzuckerwerte.

Nach den Empfehlungen der DGE sollten mehr als 50 Prozent der Gesamtenergiezufuhr aus Kohlenhydraten geliefert werden, wobei diese zum größten Teil aus Polysacchariden (Stärke) bestehen sollen. Stärkehaltige Lebensmittel sind beispielsweise Getreide, Kartoffeln und Gemüse. Daneben gibt es noch rasch verfügbare Kohlenhydrate wie Trauben- und Fruchtzucker (Monosaccharide) oder Haushalts-, Malz- oder Milchzucker (Disaccharide), die den Blutzuckerspiegel schnell ansteigen lassen. Diabetiker sollten keine reinen Kohlenhydratmahlzeiten (etwa nur Brot, Nudeln, Obst) essen, da diese den Blutzucker zu rasch steigern. Besonders empfehlenswert sind hingegen Vollkornprodukte, da sie stark sättigend wirken, den Blutzucker relativ langsam ansteigen lassen und reich an Ballaststoffen, Vitaminen und Mineralstoffen sind.

Der Glykämische Index (GI) und die Glykämische Last (GL)

Der Glykämische Index ist die blutzuckersteigernde Wirkung des Testlebensmittels in Prozent im Vergleich zu Glukose. Oder anders ausgedrückt: Der Glykämische Index macht eine Aussage über den relativen Blutzuckeranstieg nach der Gabe eines kohlenhydrathaltigen Nahrungsmittels im Vergleich zu der Gabe von Glukose, die einen Index von 100 Prozent hat.

Der Glykämische Index wurde bisher kaum in die praktische Diabetologie einbezogen, da sich eigentlich nur der GI einzelner

!

Der Glykämische Index ist ein Maß zur Bestimmung der Wirkung eines kohlenhydrathaltigen Lebensmittels auf den Blutzuckerspiegel.

Lebensmittel, nicht aber der von Speisen bestimmen lässt. Zudem wird die Blutzuckersteigerung nach der Mahlzeit von vielen Faktoren, beispielsweise Fettgehalt, Zubereitungsart, Flüssigkeitsgabe, Zerkleinerungsgrad oder Ballaststoffgehalt, beeinflusst.

Glykämischer Index verschiedener Nahrungsmittel

NAHRUNGSMITTEL	GLYKÄMISCHER INDEX
Traubenzucker (Glukose)	100
Malzzucker	110
Haushaltszucker	59
Fruktose	20
gekochte Möhren	85–92
Honig	87–90
Cornflakes	80
weißer Reis	72
gekochte Kartoffeln	70
Weißbrot	69
Weizenvollkornbrot	40
Fertigmüsli	66
Fertigmüsli ohne Zucker	50
Haferflocken	49
Joghurt	36
Vollmilch	34
Schokolade	22
frisches Gemüse, z. B. Tomaten	< 15

Am Glykämischen Index zeigt sich, warum Weißmehlprodukte für Diabetiker ungeeignet sind. Ihr Glykämischer Index ist deutlich schlechter zu bewerten als der von Haushaltszucker! Der Ballaststoffgehalt und der Verarbeitungsgrad sind wichtige Gradmesser in der Blutglukosewirksamkeit. Der Glykämische Index steigt durch die Zubereitung von Lebensmitteln, beispielsweise Kochen, und durch stärkere Verarbeitung (beispielsweise Kartoffelpüree aus Kartoffelpürreeflocken). Der GI sinkt bei einer gemischten Mahlzeit in Abhängigkeit vom Fettgehalt durch die Veränderung der Magenentleerungszeit. Flüssiges verlässt den Magen prinzipiell rascher als Festes. Unerhitzte, unverarbeitete und ballaststoffreiche Nahrungsmittel haben im Allgemeinen einen niedrigen Glykämischen Index. Inzwischen wird in der Diabetesberatung auch von der Glykämischen Last gesprochen, die sowohl auf den GI als auch auf die Portionsgröße eingeht.

Ballaststoffe
Ballaststoffe sind für Diabetiker wichtig: Mehr Ballaststoffe bedeuten für Typ-1-Diabetiker bessere Blutzuckerwerte und für Typ-2-Diabetiker eine leichte Gewichtsabnahme und optimale Blutzuckerwerte. Neben den verwertbaren Kohlenhydraten gibt es die Gruppe der nicht verwertbaren Kohlenhydrate: Ballaststoffe, die aus nicht verdaulichen Pflanzenfasern oder Quellstoffen bestehen. Sie kommen ausschließlich in pflanzlichen Lebensmitteln vor. Ballaststoffhaltige Lebensmittel sind beispielsweise Getreide und die daraus hergestellten Produkte wie Vollkornbrot oder Gemüse und Frischobst mit Schale. Pro Tag sollten mit der Nahrung mindestens 30 Gramm Ballaststoffe aufgenommen werden. Diabetiker brauchen jedoch mehr Ballaststoffe – 35 bis 45 Gramm am Tag sind ideal. Ballaststoffe sorgen für eine gesunde Darmtätigkeit und ein erhöhtes Sättigungsgefühl nach dem Essen. Hinzu kommt, dass sie bei der Senkung des Blutcholesterinspiegels hilfreich sein können. Außerdem verbessern Ballaststoffe die Darmflora und fördern damit auch die Abwehrkräfte. Eine gesunde Darmflora hilft nach aktuellen Studien auch beim Abnehmen. Diabetiker sollten täglich Probiotika aufnehmen und

!
Ballaststoffe sind nicht verwertbare Kohlenhydrate.

auf eine ausreichende Ballaststoffzufuhr achten, denn Probiotika leben davon. Es werden wasserlösliche und nicht wasserlösliche Ballaststoffe unterschieden.

Untersuchungen bestätigen, dass sich Ballaststoffe, insbesondere wasserlösliche, positiv auf die Blutzuckersteigerung nach Mahlzeiten auswirken. Die besten Erfolge wurden mit Guarkernmehl, einem wasserlöslichen Ballaststoff, erzielt. Ballaststoffe sind Bestandteil der diätetischen Therapie des Diabetes mellitus. Eine ballaststoffreiche Kost ist voluminös und relativ energiearm. Daher ist sie ideal zur Prophylaxe und Behandlung von Übergewicht geeignet. Diabetiker sollten jede Mahlzeit ballaststoffreich gestalten. Zur natürlichen Diabetestherapie gehört die Bevorzugung von ballaststoffreichen Lebensmitteln und gegebenenfalls die Einnahme eines Ballaststoffkonzentrates wie Leinsamen, Guar oder Pektin vor den Mahlzeiten zusammen mit reichlich Wasser. Das reduziert den Hunger, den Cholesterinspiegel und lässt den Blutzucker vermindert ansteigen.

Zucker

!

Diabetiker dürfen Zucker – in Maßen – essen.

Zucker gehört ebenfalls zu den Kohlenhydraten. Während früher Haushaltszucker tabu war, weiß man heute, dass kleine Mengen Zucker durchaus für den Diabetiker geeignet sind – unter folgenden Voraussetzungen:

- eine gute Stoffwechseleinstellung,
- die regelmäßige Selbstkontrolle,
- nicht in Form von Getränken,
- nicht in purer Form, sondern „verpackt" in Lebensmitteln.

Inzwischen müssen Diabetiker auch nicht mehr pauschal vor zuckerhaltigen Lebensmitteln gewarnt werden. Schlanke Diabetiker mit einem guten HbA1-Wert können zuckerhaltige Lebensmittel verzehren, wenn sie die enthaltenen BE berechnen und die Kalorien in ihren Ernährungsplan einbeziehen. Für übergewichtige

Diabetiker ist es jedoch wenig sinnvoll, größere Mengen zucker-haltiger Nahrungsmittel aufzunehmen. Diese sind in der Regel kalorienreich und helfen damit nicht gerade beim Abnehmen. Diabetiker sollten auch Fruchtzucker (Fruktose) nicht in Rein-form aufnehmen und Produkte, die damit hergestellt sind, nicht in größerer Menge essen. Fruktose wird als sogenannter Zucker-austauschstoff angeboten, besitzt aber keinen entscheidenden Vorteil für Diabetiker. Aktuelle Studien zeigen sogar, dass Frukto-se, die zudem von vielen Menschen schlecht vertragen wird, die Entstehung einer Fettleber, erhöhte Blutfettwerte sowie andere Stoffwechselkrankheiten fördern kann.

Zum Süßen von Getränken eignen sich kalorienfreie Süßstoffe wie Saccharin, Cyclamat, Aspartam. Diabetiker dürfen auch Ste-via als Süßungsmittel verwenden. Die tropische Pflanze schmeckt gut und hat keinen Einfluss auf den Blutzuckerspiegel. Süßstoff ist das ideale Süßungsmittel für Diabetiker, da es weder blutzu-ckersteigernde Kohlenhydrate noch Kalorien enthält. Studien konnten zeigen, dass Süßstoffe gesundheitlich unbedenklich sind und bei der Gewichtsreduktion helfen. Zuckeraustauschstof-fe wie Isomalt können anstelle von Zucker bei der Zubereitung von Kuchen eingesetzt werden. Viele diätetische Lebensmittel, die Sie im Reformhaus finden, sind für Diabetiker nicht sinnvoll. Sie enthalten in der Regel kaum weniger Kalorien als gezuckerte Vergleichsprodukte und sind sehr teuer. Neben sinnlosen diäteti-schen Lebensmitteln (beispielsweise Diabetikerschokolade, Dia-betikerkekse) sind Diabetikerkonfitüre, Süßstoffe und Zuckeraus-tauschstoffe bei Diabetes mellitus durchaus sinnvoll. Außer bei den Süßstoffen muss aber immer der Kalorien- und Kohlenhy-dratgehalt berücksichtigt werden.

Honig als Süßungsmittel ist für Diabetiker inzwischen von größerem Interesse: Obwohl er nachweisbar viele wertvolle Mi-kronährstoffe enthält, ist Honig in erster Linie ein kohlenhydrat-reiches Nahrungsmittel. Wie sich der Verzehr von Honig auf das

Blutzuckerverhalten und die Insulinreaktion von Diabetikern auswirkt, wurde von Prof. Dr. med. Berg von der Universität Freiburg untersucht. Er interessierte sich dafür, wie sich Honig im Vergleich zu reiner Glukose auf den Stoffwechsel von gesunden Erwachsenen auswirkt. Dabei wurden der Glykämische Index (GI) und die Glykämische Last analysiert. Erste Untersuchungsergebnisse zeigten, dass die meisten getesteten Honigsorten einen deutlich niedrigeren Wert des GI haben.

Die meisten Honigsorten haben einen niedrigen Glykämischen Index.

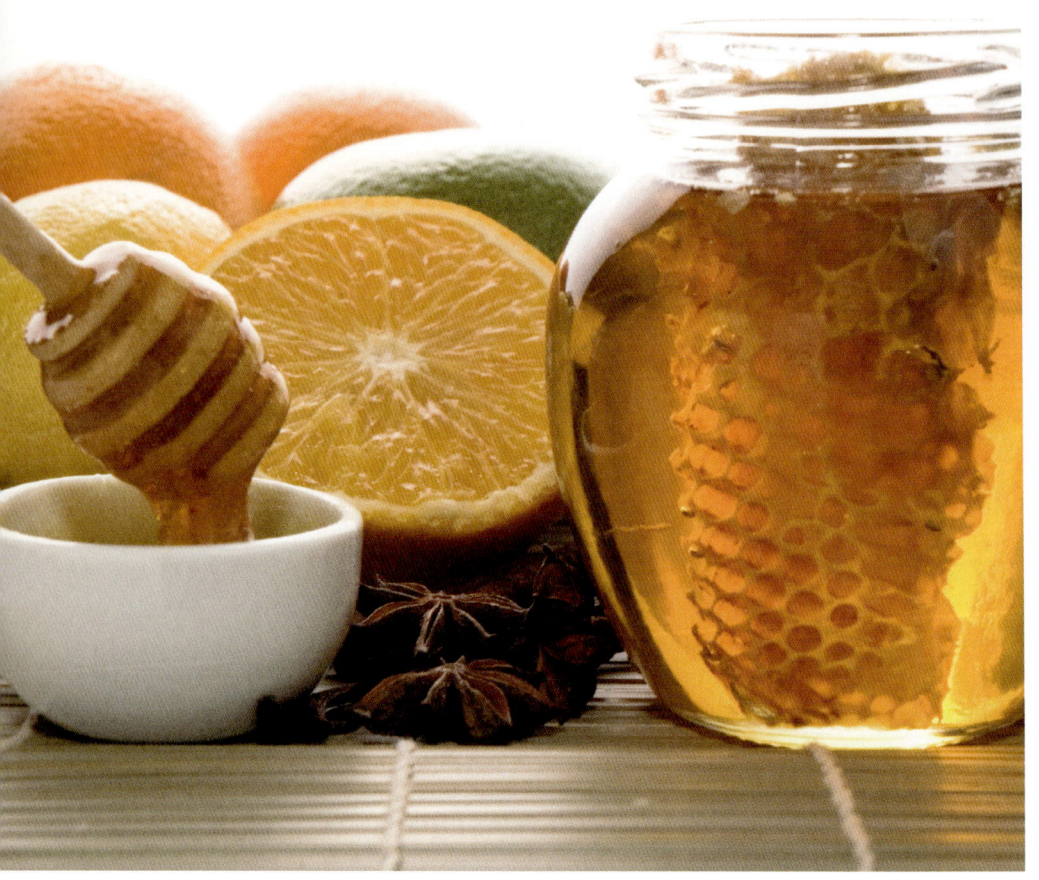

Das könnte für übergewichtige Menschen und Diabetiker bedeuten, dass sie bestimmte Honigsorten in kleinen Portionen durchaus ohne Nachteile für die Blutzuckerregulation verzehren und sich Honig bei gezieltem Austausch gegen Lebensmittel mit hohem GI günstig auf die Insulinresistenz auswirken könnte. Weitere Studien müssen darüber genaueren Aufschluss geben.

Die verschiedenen Zuckerarten – was Diabetiker wissen müssen

- Traubenzucker (Glukose) erhöht sofort den Blutzucker, da er ohne Verdauungsarbeit ins Blut übergeht. Er ist nur bei Unterzuckerung zu empfehlen, dort ist er sogar notwendig und kann lebensrettend sein.
- Fruchtzucker (Fruktose) ist vorwiegend in Obst enthalten und wird auch als Zuckeraustauschstoff verwendet, der langsam ins Blut geht. Aber Fruktose in isolierter Form ist ungesund.
- Haushaltszucker (Saccharose) und alle damit gesüßten Getränke erhöhen den Blutzucker sehr schnell und sind in dieser Form nicht zu empfehlen. Zucker in Schokolade, Sahneeis oder Vollkornprodukten geht langsam ins Blut. Deswegen können diese Leckereien in kleinen Mengen zu den Zwischenmahlzeiten gegessen werden.
- Milchzucker (Laktose) ist in Milchprodukten, in Fett und Eiweiß eingepackt, deswegen kommt es zu keinem raschen Blutzuckeranstieg. Erst ab ¼ l Milchprodukt ist 1 BE zu berechnen. Bei Quark und Käse entfällt die BE-Berechnung, da die milchzuckerhaltige Molke bei der Herstellung zum Großteil entfernt wird. Viele Menschen können Milchzucker nicht verdauen.
- Zuckeraustauschstoffe und Fruchtzucker können zum Kuchenbacken und Marmeladeeinkochen verwendet werden, in kleinen Mengen ohne BE-Anrechnung.

Vitamine und Mineralstoffe

Unser Körper verfügt nicht über Speichermedien für Vitamine und Mineralstoffe – abgesehen von wenigen Ausnahmen wie Eisen. Daher ist die tägliche ausreichende Zufuhr lebensnotwendig.

Vitamin C und die Vitamine der B-Gruppe sind die wasserlöslichen Vitamine. Auch das Provitamin A, auch Betacarotin genannt, ist wasserlöslich. Fettlöslich sind die Vitamine A, D, E und K. Das bedeutet, dass sie nur im Zusammenhang mit Fett vom Körper umgesetzt werden können. Daher sollte jeder frische Salat auch mit etwas Öl angemacht werden.

Zu den Mengenelementen gehören Natrium, Kalium, Chlorid, Schwefel, Kalzium, Phosphat und Magnesium. Spurenelemente sind Eisen, Kupfer, Zink, Nickel, Silicium, Jod, Fluorid, Kobalt, Selen, Zinn, Mangan, Molybdän, Chrom, Arsen und Vanadium. Die vorgenannten Mengen- und Spurenelemente sind wie die Vitamine essenziell, also für eine gesunde Ernährung wesentlich. Insbesondere die Versorgung mit Fluorid, Jod, Zink, Folsäure (insbesondere Frauen), Vitamin D (insbesondere Senioren) sowie antioxidativ wirksamen Wirkstoffen ist in Deutschland in der Regel defizitär. Diabetiker profitieren von den Spurenelementen Zink und Chrom sowie dem Mineralstoff Kalium. Die B-Vitamine sind für Diabetiker von besonderer Bedeutung. Vitamin D scheint in der Entwicklung von Diabetes eine Rolle zu spielen. Die Versorgung darf nicht zu niedrig sein.

Wasser

Wasser ist der mengenmäßig wichtigste Bestandteil des menschlichen Organismus. Der Wassergehalt des menschlichen Organismus liegt zwischen 50 und 80 Prozent, der Mittelwert bei 60 Prozent. Der prozentuale Wasseranteil ist vom Alter abhängig. Die Flüssigkeitsbilanz ist abhängig von der Wasseraufnahme, Oxidationswasser und Verlusten durch Schweiß, Stuhlgang sowie Urin.

!

Die meisten Vitamine müssen wir mit der Nahrung aufnehmen.

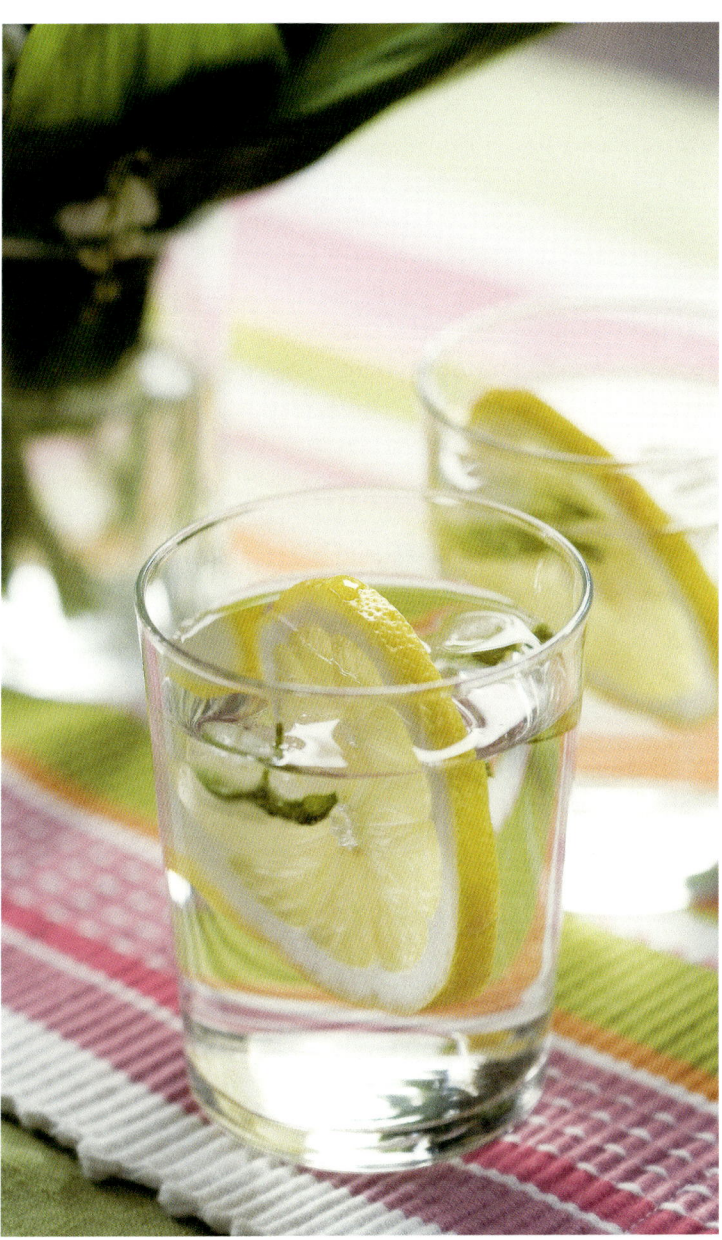

Wasser ist ein ideales Getränk für Diabetiker.

!

Sie sollten täglich
ausreichend
trinken.

Der Wasserbedarf beim Erwachsenen liegt bei 20 bis 40 ml pro Kilogramm Körpergewicht. Das entspricht 1,5 bis 2 l Wasser am Tag, abhängig vom Gewicht. Ideale Getränke für Diabetiker sind Mineralwasser und süßstoffgesüßte Light-Getränke. Auch Kaffee und Tee dürfen täglich bis zu vier Tassen genossen werden, ohne dass mit negativen Folgen gerechnet werden muss.

Alkohol

Alkohol ist ein energiereicher Stoff, der im Übermaß aufgenommen zu Krankheiten führen kann und eine große Suchtgefahr darstellt. Die gesundheitlich positiven Effekte, die durch Alkoholika hervorgerufen werden, stehen weit hinter den Gefahren, sodass ein übermäßiger Alkoholkonsum nicht anzuraten ist. Ungefährlich sind 10 bis 15 Gramm Alkohol täglich, geringe Mengen wie etwa 1 bis 2 Gläser Wein sind also erlaubt. Gefahren treten auf, wenn Männer täglich mehr als 60 Gramm und Frauen mehr als 40 Gramm Alkohol über einen längeren Zeitraum konsumieren.

!

Diabetiker sollten
Alkohol weitest-
gehend meiden.

Für Diabetiker ist zu beachten, dass Alkohol nur zusammen mit kohlenhydratreichen Mahlzeiten aufgenommen werden sollte. Alkohol blockiert die Glukosefreisetzung aus der Leber. Es entsteht so die Gefahr einer Unterzuckerung. Auch Diabetiker, die eine orale Antidiabetikatherapie machen, also Tabletten einnehmen, müssen mit schwerwiegenden Folgen aus der Interaktion von Alkohol und Medikament rechnen. Diabetiker sollten daher möglichst keinen oder nur sehr wenig Alkohol trinken und prinzipiell ihren Arzt dazu befragen.

Bei übergewichtigen Diabetikern ist ebenso der hohe Energiegehalt von Alkohol zu beachten. Weiterhin fördert Alkohol die Entstehung von Bluthochdruck und Fettstoffwechselstörungen, also weiteren Risikofaktoren, die Erkrankungen der Gefäße (Mikro- und Makroangiopathien) begünstigen können.

Die natürliche und gesunde Ernährung

Wird der menschliche Organismus mit allen lebenswichtigen Nähr- und Wirkstoffen versorgt und entspricht ihr Energiegehalt den Kalorien, die wir täglich aufnehmen sollen, kann man von einer gesunden Ernährung sprechen, bei der keine ernährungsbedingten Erkrankungen auftreten und bestehende gelindert oder gar geheilt werden.

Für Typ-2-Diabetiker gelten die gleichen Ernährungsempfehlungen zu einer gesunden Ernährungsweise wie für Gesunde. Dabei gilt es, Folgendes zu beachten:

- Normalgewichtige Typ-2-Diabetiker profitieren von einer energiegerechten gesunden Ernährungsweise, wie sie nachfolgend beschrieben wird.
- Übergewichtige Typ-2-Diabetiker benötigen eine kalorienreduzierte gesunde Ernährungsweise, um abzunehmen, ihren Stoffwechsel zu normalisieren und die Behandlung ihres Diabetes somit natürlich zu unterstützen.

!

Für Typ-2-Diabetiker gelten die allgemeinen Ernährungsempfehlungen zu einer gesunden Ernährungsweise.

Die Grundlagen einer gesunden Ernährung und wissenschaftliche Empfehlungen werden von der Deutschen Gesellschaft für Ernährung (DGE) beschrieben. Im Rahmen einer gesunden Ernährung empfiehlt die DGE folgende, günstige Verhältnisse der Hauptnährstoffe zueinander: Eiweiß sollte 12 bis 15 Prozent der Tagesenergiemenge ausmachen, Fett maximal 30 bis 35 Prozent und Kohlenhydrate 50 Prozent; hinzu kommen mindestens 30 g, besser 45 g Ballaststoffe und maximal 300 mg Cholesterin pro Tag.

Der Ernährungskreis zeigt auf einem Blick, in welcher Menge die Lebensmittel aus den einzelnen Lebensmittelgruppen im täglichen Speiseplan vertreten sein sollten – die größten Anteile der Nährstoffe bilden Gemüse und Getreideprodukte. Obst und Milchprodukte machen auch noch einen Großteil aus, während Fleisch in Maßen gegessen werden sollen und Fett nur zu einem geringen Anteil im gesunden Speiseplan vorkommt. Nicht vergessen werden dürfen kalorienarme und alkoholfreie Getränke – sie stehen sozusagen im Mittelpunkt des Kreises.

Der Ernährungskreis.

Wie viel das durchschnittlich an tatsächlichen Lebensmitteln ausmacht, zeigt Ihnen die folgende Tabelle.

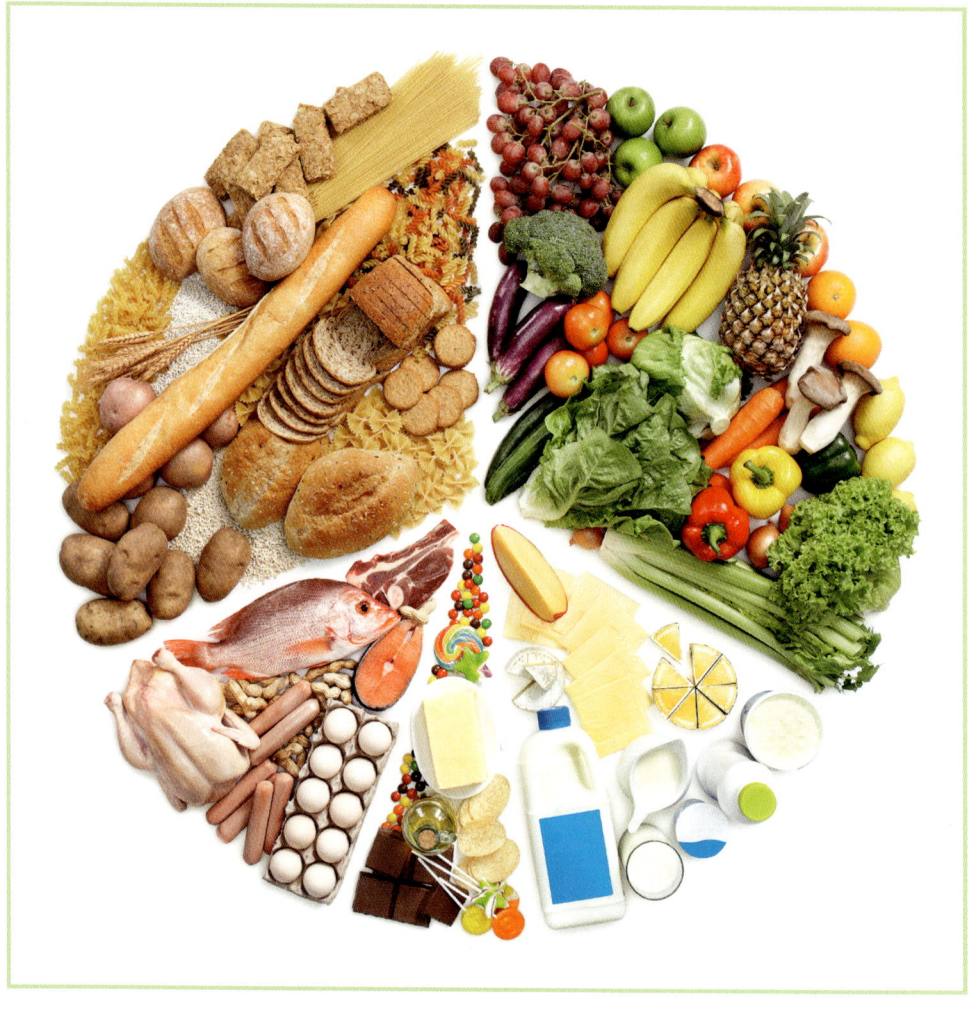

Ernährungsgruppen und ihre mengenmäßige Verteilung

ERNÄHRUNGSGRUPPEN	
Gruppe 1 Getreide, Vollkornprodukte	Täglich etwa 5 Scheiben Vollkornbrot (250 g) 1 Portion Reis oder eifreie Nudeln (50–80 g ungekocht) oder Getreide oder 1 Portion Kartoffeln (3 mittelgroße = 250 g)
Gruppe 2 Gemüse	Täglich mindestens 1 Portion Gemüse (250 g) und mindestens 2 Portionen Salat und/oder Rohkost (75 g)
Gruppe 3 Obst	Täglich 2–3 Stücke (200–250 g)
Gruppe 4 Milch und Milchprodukte	Täglich 2–3 Portionen fettarme Milch/Milchprodukte (z. B. 1 Glas Milch 1,5 % und 150 g Joghurt 0,1–1,5 % Fett und 2 Scheiben (à 30 g) fettarmer Käse bis maximal 30 % Fett i. Tr.) sowie 200 g Magerquark
Gruppe 5 Fleisch, Fisch, Ei	2 Portionen Seefisch (100–150 g) pro Woche (z. B. Hering, Lachs oder Makrele) Maximal 1 Portion mageres Fleisch (100 g) pro Woche 1–2 Portionen magere Wurst oder Schinken ohne Fettrand (à 30 g) pro Woche Maximal 3 Eier pro Woche für Gesunde (einschließlich versteckter Eier in Lebensmitteln); für Patienten mit hohem Cholesterin ist die Verwendung von cholesterinarmem Ei-Ersatz günstig
Gruppe 6 Öl, Fett, Zucker	Täglich maximal 20 g Streichfett, etwa 2 TL bzw. 20 g Diät-halbfettmargarine (besser auf Streichfett verzichten) und 1 EL Oliven-, Raps- oder Nussöl Maximal 30 g Zucker (einschließlich versteckter Zucker) oder 3 Vollkornkekse oder 1 kleines Stück Obstkuchen täglich (= Luxus)
Gruppe 7 Getränke	Täglich mindestens 1,5–2 l Trinkflüssigkeit (z. B. Mineralwasser, Kräuter- und Früchtetees, Fruchtsaftschorlen im Verhältnis 1 : 3)

8 Ernährungstipps, die Ihnen helfen, Ihren Diabetes positiv zu beeinflussen

1. Wählen Sie vitaminreiche Nahrungsmittel aus.

Erst durch Vitamine können im Körper viele Stoffwechselvorgänge in Gang gesetzt werden. Leider kann der Körper diese Vitamine größtenteils nicht selbst bilden und speichern. Daher ist er auf die Zufuhr über die Nahrung angewiesen. Führen Sie Ihrem Organismus ausreichend Vitamine über eine vitaminreiche Ernährung mit viel frischem Gemüse und ausgewähltem Obst zu. Beachten Sie, dass einige Vitamine fettlöslich sind, also einen Tropfen Öl im Salat benötigen, um vom Körper aufgenommen zu werden.

2. Sparen Sie Fett und essen Sie die richtigen Fette.

Die empfohlene Zusammensetzung der Nahrungsfette lautet: zwei Drittel Fett pflanzlichen Ursprungs, wie etwa Diätmargarine, Raps-, Nuss- oder Olivenöl, und ein Drittel tierisches Fett, wie etwa Fett aus Wurst und Käse, Fleisch und Butter.

Fett ist ein Energieträger und liefert mit 9 kcal/g doppelt soviel Energie wie Kohlenhydrate und Eiweiß. Daher sollten Sie nicht nur auf die richtige Zusammensetzung Ihres Nahrungsfettes achten, sondern vor allem auch auf die Menge. Beachten Sie dabei die vielen „versteckten" Fette in Wurst, Käse, Fertigprodukten, Süßigkeiten und Knabbereien.

3. Essen Sie sich an komplexen Kohlenhydraten satt.

Im Rahmen einer fettarmen, gesunden Ernährung sollten Sie vorwiegend Vollkornprodukte zu sich nehmen, denn sie bestehen aus energieliefernden Kohlenhydraten und vielen Ballaststoffen. Sie enthalten langkettige Glukoseketten, die im Magen-Darm-Trakt langsam aufgespalten werden und so für einen entspre-

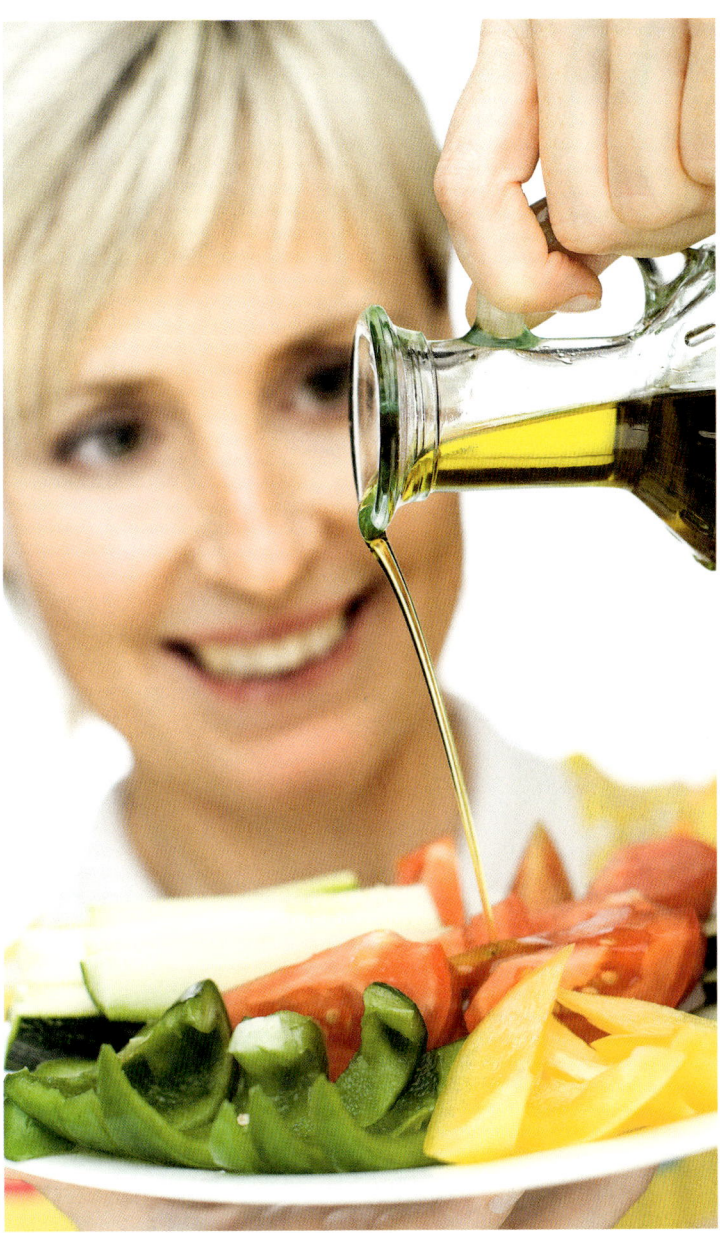

Auf das richtige Fett
kommt es an!

chend langsamen Blutzuckeranstieg sorgen. Daher werden sie auch komplexe Kohlenhydrate genannt.

4. Essen Sie reichlich Ballaststoffe.

In pflanzlichen Nahrungsmitteln wie Getreide, Gemüse, Hülsenfrüchten und Obst kommen die sogenannten Ballaststoffe vor. Sie sind für den menschlichen Organismus unverzichtbar, da sie:

- zur Sättigung beitragen,
- für eine lang anhaltende Sättigung sorgen,
- die Darmflora verbessern,
- starke Blutzuckerschwankungen vermeiden,
- giftige Substanzen im Magen-Darm-Trakt an sich binden,
- helfen, den Cholesterinspiegel zu senken,
- Heißhungerattacken vorbeugen,
- eine regelmäßige Darmtätigkeit anregen und für ausreichend Stuhlgang sorgen.

Ballaststoffe sind rundum gesund.

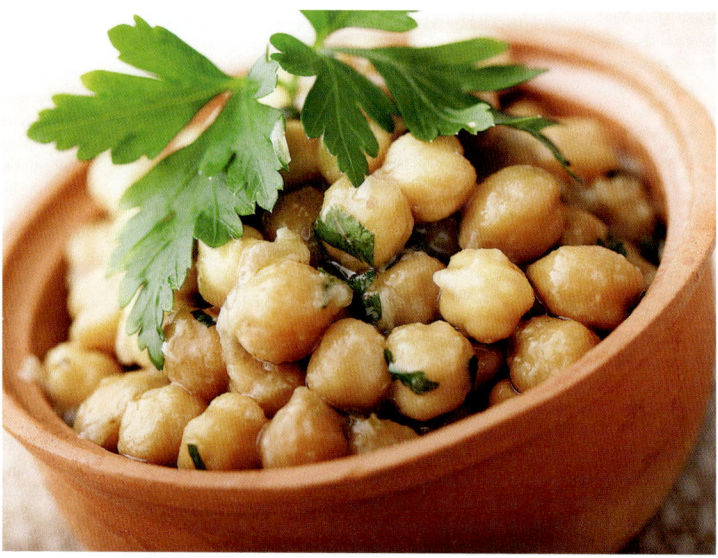

5. Trinken Sie ausreichend kalorienarme und alkoholfreie Getränke.

Wasser ist für unseren gesamten Organismus lebensnotwendig. Wir sollten daher mindestens 1,5 bis 2 Liter Flüssigkeit täglich trinken. Ungefähr 1 Liter nehmen wir zudem über unsere feste Nahrung zu uns. Allerdings verliert der Körper auch etwa 2,5 Liter pro Tag über Schweiß, Atemluft und die Urinausscheidung.

Richtig gesunde Durstlöscher sind Mineralwasser, ungesüßte Kräuter- und Früchtetees und – für Diabetiker wegen des enthalten Fruchtzuckers in Maßen zu genießende – verdünnte Obstsäfte. Schwarzer und grüner Tee sowie Kaffee können getrunken werden. Ihr täglicher Genuss sollte auf 3 bis 4 Tassen beschränkt bleiben. Diese Menge kann auf die Gesamttrinkmenge angerechnet werden.

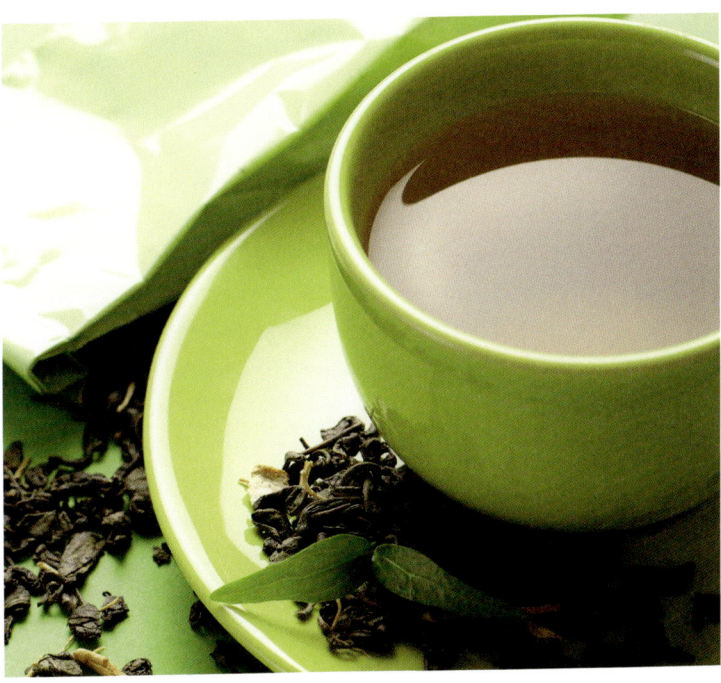

Achten Sie auf eine ausreichende Trinkmenge, auch wenn Sie wenig Durst verspüren.

6. Beachten Sie die notwendigen und gesunden Mineralstoffe.

Die Mineralstoffe Natrium und Kalium regulieren den Wasserhaushalt und die Muskeltätigkeit im Körper. Kalium verbessert die Wasserauslagerung und die Muskeltätigkeit. Sie sollten sich daher kaliumreich ernähren. Verzichten Sie also auf den übermäßigen Genuss von Speisesalz (Natriumchlorid). Bevorzugen Sie in Ihrer Ernährung kaliumreiche Vollkornprodukte und Hülsenfrüchte sowie bestimmte Gemüse wie Brokkoli, Fenchel und (fettarm zubereiteten) Grünkohl. Viele Mineralstoffe nehmen Einfluss auf die Blutzucker-Regulation und die Insulinwirkung sowie Insulinbildung.

7. Berücksichtigen Sie die gesunden sekundären Pflanzenstoffe in Ihrer Ernährung.

Als sekundäre Pflanzenstoffe bezeichnet man Pflanzenbegleitstoffe wie Farb- und Aromastoffe sowie Flavonoide, Carotinoide und Schwefelverbindungen. Ihre Bedeutung für eine gesunde natürliche Ernährung ist erst in den letzten Jahren genauer erforscht worden. Diese sogenannten bioaktiven Substanzen besitzen unterschiedliche gesundheitsfördernde Wirkungen. So können sie beispielsweise auch den Blutzucker positiv beeinflussen und das Immunsystem stärken. Bei einer vorwiegend vegetarischen Kost – entsprechend den oben genannten Empfehlungen der DGE – werden automatisch ausreichend sekundäre Pflanzenstoffe aufgenommen. In Zimt kommen sekundäre Pflanzenstoffe vor, die den Blutzuckerspiegel senken können, da sie die Insulinwirkung verbessern und positiven Einfluss auf den Insulinrezeptor nehmen.

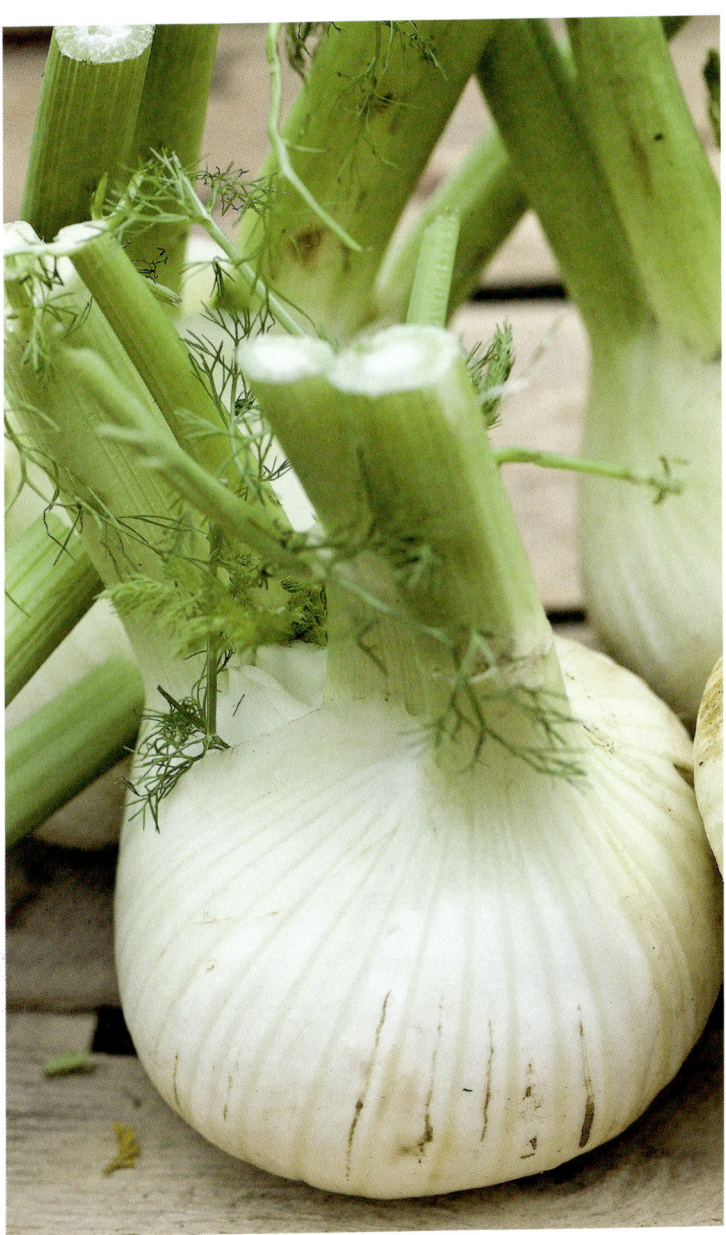

Täglich sollten Sie mindestens eine Portion Gemüse zu sich nehmen.

8. Vermeiden Sie Alkohol.

Alkohol hat viele Kalorien, die gerade bei übergewichtigen Diabetikern zu B(a)uche schlagen. Zudem blockiert Alkohol die Glukosefreisetzung aus der Leber. Es besteht somit für Diabetiker die Gefahr einer Unterzuckerung. Wenn überhaupt, sollten Diabetiker Alkohol nur in Zusammenhang mit kohlenhydrathaltigen Mahlzeiten zu sich nehmen, um diese Gefahr zu mindern.

Unterschiede in der Ernährung von Typ-1- und Typ-2-Diabetikern

Da Typ-1-Diabetiker immer mit Insulin behandelt werden, muss auf die den Blutzucker erhöhenden Kohlenhydrate besonders geachtet werden. Die Kohlenhydrate werden nach Berechnungs- oder Broteinheiten (BE) berechnet (siehe Seite 34).

1 BE entspricht 12 g verwertbaren Kohlenhydraten.

Berechnung von Kohlenhydraten

BE-BERECHNET: KOHLENHYDRAT-HALTIGE NAHRUNGSMITTEL	NICHT BE-BERECHNET: KOHLEN-HYDRATFREIE NAHRUNGSMITTEL
• Getreide und Getreideprodukte • Milch und Milchprodukte • Nudeln • Kartoffeln, Reis • Obst- und Obstprodukte • (Zucker und) Diabetiker-süßigkeiten	• Koch- und Streichfett • Käse, Quark • Fleisch- und Fleischprodukte, Geflügel • Fisch • Gemüse, Hülsenfrüchte, Salat • Eier • Nüsse • Zuckeraustauschstoffe • Wasser

Im Gegensatz zu den Nährstoffen Eiweiß und Fett erhöhen die Kohlenhydrate mit Ausnahme der Ballaststoffe den Blutzuckerspiegel. Das ist erwünscht, denn der Traubenzucker (Glukose) ist für die Energieversorgung des Körpers nötig. Aufgrund ihrer Zusammensetzung steigern die kohlenhydrathaltigen Lebensmittel den Blutzucker unterschiedlich schnell. Je langsamer, desto besser für den Diabetiker!

Blutzuckersteigerung durch Kohlenhydrate

LEBENSMITTEL	ANSTIEG DES BLUTZUCKERSPIEGELS
Zuckerhaltige Getränke, „isolierter" Zucker und fettarme Süßigkeiten	Sehr schnell
Weißmehlprodukte	Schnell
Vollkorngetreideprodukte und Kartoffeln	Langsam
Kohlenhydrate aus Milch	Sehr langsam
Kohlenhydrate aus Gemüse und Hülsenfrüchten	Extrem langsam

Bei Typ-1-Diabetikern muss gewährleistet sein, dass sich die Kohlenhydratmenge, die nach BE berechnet wird, mit der Insulindosis die Waage hält. So lassen sich Über- und Unterzucker vermeiden.

Das richtige Gewicht: Wie man am besten abnimmt und sein Gewicht hält

!

Übergewicht führt sehr oft zu Typ-2-Diabetes.

Rund die Hälfte der deutschen Bevölkerung ist übergewichtig, und das Durchschnittsgewicht der Übergewichtigen nimmt dabei noch stetig zu. Wie auch in anderen Industrieländern können wir Deutschen uns preiswert und ohne größeren Aufwand mit energiereichen Lebensmitteln ernähren. Fett- und zuckerhaltige Süßigkeiten und Snacks gehören zum Alltag dazu und werden regel- und oft übermäßig konsumiert. Ein stark erhöhtes Körpergewicht, auch Adipositas genannt, ist die Folge. Dabei ist Adipositas ein Risikofaktor für eine Vielzahl von Erkrankungen. So haben Übergewichtige etwa ein extrem hohes Risiko einen Diabetes mellitus Typ 2 zu entwickeln.

Body-Mass-Index

Das Körpergewicht wird anhand des sogenannten Körper-Massen-Index (Body-Mass-Index = BMI) bewertet. Dieser berechnet sich aus dem Körpergewicht geteilt durch die Körpergröße zum Quadrat.

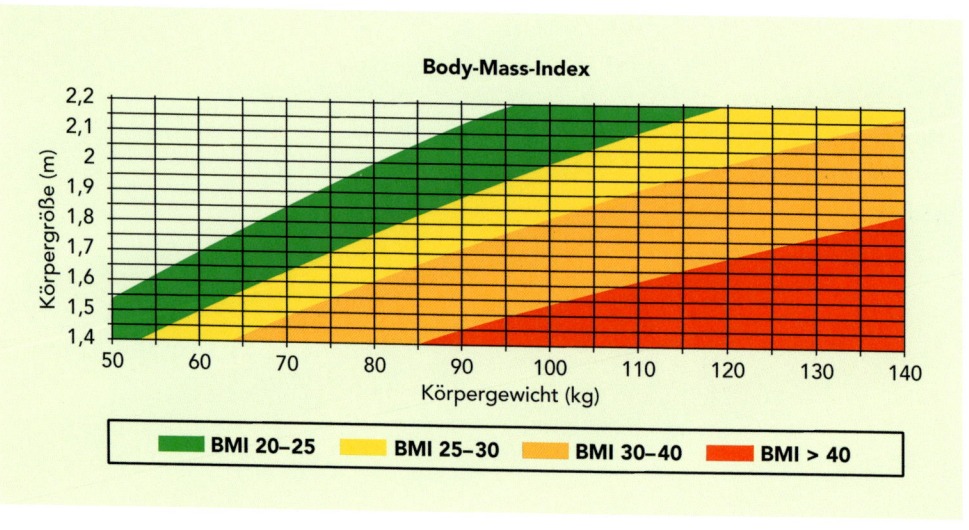

$$\frac{\text{Körpergewicht in Kilogramm}}{\text{Körpergröße in Metern x Körpergröße in Metern}} = BMI$$

Liegt Ihr BMI zwischen 18,5 und 25, ist Ihr Gewicht in Ordnung. Ein BMI über 30 zeigt schweres Übergewicht an, das eine langsame Gewichtsreduktion notwendig macht. Um einen Überblick über Ihre Gewichtsentwicklung zu haben, sollten Sie sich einmal wöchentlich morgens nüchtern und unbekleidet auf die Waage stellen. Protokollieren Sie das Gewicht in einem Tagebuch. Das hilft Ihnen, den Überblick zu behalten. Zudem können Sie es zu Ihren Arztbesuchen mitnehmen und dort gemeinsam den Verlauf Ihrer Gewichtsabnahme verfolgen.

Die Ursache von Übergewicht lässt sich recht einfach benennen: Die Energiebilanz ist nicht im Gleichgewicht. Das bedeutet, dass die Energiezufuhr über einen längeren Zeitraum größer gewesen sein muss als der Energieverbrauch. Warum rund die Hälfte der Menschen in den westlichen Industrieländern heute übergewichtig ist, lässt sich nicht so einfach beantworten. In der Regel werden sogenannte Lebensstilfaktoren dafür verantwortlich gemacht, die auf folgenden Nenner gebracht werden können:

- zu viele kalorienreiche Nahrungsmittel,
- zu wenig Bewegung und damit Energieverbrauch.

Ein Zuviel an Nahrungsmitteln kann also ebenso wie ein Zuwenig zu Erkrankungen führen. Das Wissen um die Inhaltsstoffe und die richtige Ernährungsweise kann Krankheiten und die damit verbundenen Risiken mindern oder gar ganz vermeiden.

Berechnung des täglichen Energiebedarfs

Gewicht in Kilogramm _____   x 24 = Grundbedarf in Kilokalorien

x 30 = Bedarf für eine leichte Tätigkeit
in Kilokalorien

x 35 = Bedarf für eine mittelschwere
Tätigkeit in Kilokalorien

x 40 = Bedarf für eine schwere
Tätigkeit in Kilokalorien

Beispiel: Ein 80 Kilogramm schwerer Mann benötigt bei einer mittelschweren Tätigkeit 2800 Kilokalorien täglich, um sein Gewicht zu halten und weder ab- noch zuzunehmen.

Zu viele Kalorien schlagen zu B(a)uche!

Den größten Anteil unserer Lebensmittel machen die energieliefernden, also kalorienhaltigen Substanzen aus: die Nährstoffe Kohlenhydrate, Eiweiß und Fett.

Ein Kilogramm menschliches Fett enthält rund 7000 Kilokalorien. Um ein Kilogramm Fett abzubauen, müssen daher 7000 Kilokalorien eingespart werden. Bei einer gewünschten Gewichtsreduktion von fünf Kilogramm müssen folglich 35.000 Kilokalorien eingespart werden!

Hierzu ein praktisches Beispiel: Sie haben einen Energiebedarf von 2370 Kilokalorien und möchten fünf Kilogramm abnehmen, müssen also 35.000 Kilokalorien Energie einsparen. Bei einer täglichen Aufnahme von 1600 Kilokalorien liegt die Einsparung bei 770 Kilokalorien. Damit lässt sich das Körpergewicht in rund 45 Tagen um fünf Kilogramm senken (35.000 : 770 = 45,5).

90 Prozent der Diabetiker könnten mit dem Bauch auch ihre Erkrankung loswerden! Mit dem Bauch kommen der erhöhte Blutzucker und Blutdruck sowie die erhöhten Blutfette. Viele Typ-2-Diabetiker verlieren mit dem erhöhten Gewicht gleichzei-

!

Faustregel: Um ein Kilogramm Fett abzubauen, müssen 7000 Kilokalorien eingespart werden.

tig den Diabetes mellitus. Bei einer erneuten Gewichtszunahme steigen die Blutzuckerwerte wieder an, und die Erkrankung bricht wieder aus.

Übergewichtige Diabetiker profitieren oft schon von einer minimalen Gewichtsabnahme. Mit jedem Kilo Gewichtsabnahme verbessert sich auch die Insulinwirkung und die Blutzuckerwerte sinken. Das gilt für Typ-1- und Typ-2-Diabetiker.

Eine Gewichtsabnahme von 0,5 bis 1 Kilogramm wöchentlich ist optimal und realistisch. Crash- oder Fastenkuren sind für Diabetiker ungeeignet. Das Gewicht sollte ein- bis zweimal wöchentlich kontrolliert und im Diabetikertagebuch protokolliert werden.

Studien zeigen, dass selbst bei stark übergewichtigen Menschen eine Gewichtsreduktion von 5 bis 10 Prozent ausreicht, um die Blutzuckerwerte vollständig zu normalisieren. Um das zu erreichen, muss ein Typ-2-Diabetiker, der 94 Kilogramm bei einer Größe von 1,74 m wiegt, also 5 bis 10 Kilogramm in einem Jahr abnehmen, um wieder normale Blutzuckerwerte zu haben.

Nur Typ-1-Diabetiker müssen die BE berechnen. Um Typ-2-Diabetikern das Abnehmen zu erleichtern, eignen sich Kalorientabellen. Die BE- und Kalorientabelle ist ein ideales Hilfsmittel für die Berechnung neuer Rezepte (siehe Seite 82).

!

Eine Gewichtsabnahme von 0,5 bis 1 Kilogramm wöchentlich ist optimal.

Achtung, wenn Sie gleichzeitig Insulin spritzen!
Beim Abnehmen müssen Diabetiker, die Insulin spritzen, auf jeden Fall beachten, dass
- die Ernährung auf die Insulinbehandlung abgestimmt ist,
- die Insulinmenge, die täglich gespritzt wird, an das sich verändernde Gewicht angepasst werden muss. Nach der Abnahme einiger Kilos benötigen Sie eventuell weniger Insulin. Holen Sie in jedem Fall ärztlichen Rat ein, wie und wann Sie die Insulindosis anpassen müssen!

8 Regeln für eine gesunde Gewichtsabnahme für Typ-2-Diabetiker

1. Bauen Sie Übergewicht langsam aber dauerhaft durch eine Kalorienreduktion ab. 1200 bis 1600 Kilokalorien haben sich als tägliche „Energiedosis" bewährt.

2. Insgesamt sollte die Gewichtsreduktion etwa 10 Prozent des Ausgangsgewichts ausmachen – bei beispielsweise 86 Kilogramm sollte Ihr Endgewicht dann 77,4 Kilo betragen.

3. Die Abnahme sollte durch reichlich körperliche Bewegung begleitet werden.

4. Diabetiker sollten während der Diät kohlenhydrat- und ballaststoffreich, aber zuckerarm essen.

5. Zucker ist durch Süßstoff zu ersetzen.

6. Grundsätzlich sind pflanzliche Fette zum Kochen und Backen sowie für Salatdressings zu bevorzugen, beispielsweise Raps-, Sonnenblumen- und Maiskeimöl.

7. Als Streichfette bieten sich pflanzliche Diät- und Halbfettmargarinen an.

8. Während der Gewichtsabnahme sollten Sie ausreichend Vitamine und Mineralstoffe zuführen, insbesondere Vitamin C, Zink, Chrom, sekundäre und Pflanzenstoffe aus Zimt.

30 Tipps für eine leckere, kalorienarme Ernährung im Alltag

30 Tipps sollen Ihnen als Diabetiker helfen, einige Dinge bei Ihrer Ernährung zu beachten und entsprechend Ihrer Krankheit zu verändern. Sie werden sehen, dass Sie oft mit nur kleinen Änderungen Ihren Speiseplan bereichern und abwechslungsreich gestalten können. Und Sie werden sehr schnell merken, dass die Diagnose „Diabetes" keinesfalls bedeutet, dass Sie von nun an keinen Spaß mehr am Essen haben. Im Gegenteil – unsere Ratschläge erleichtern die Auswahl und Zusammenstellung Ihrer Mahlzeiten und zeigen Ihnen, worauf Sie achten müssen.

1. Probieren Sie einmal Gemüse und Kräuter (z. B. Tomatenscheiben mit Basilikum bestreut) als alternativen, kalorienarmen Brotbelag. Gemüse und Kräuter enthalten viele Vitamine, Mineralstoffe und Ballaststoffe. Sie machen satt, schmecken gut und eignen sich hervorragend als Ersatz für Streichfette. Geben Sie ein Salatblatt oder saftiges Gemüse anstatt Aufstrichfett unter den Wurst- oder Käsebelag.

2. Ein Joghurt oder Kompott als kalorienarme Zwischenmahlzeit sättigt besser, wenn es mit Weizen- oder Haferkleie oder trocken (das bedeutet ohne Fett) angerösteten Leinsamen angereichert wird. Damit die enthaltenen Ballaststoffe gut aufquellen können, ist es notwendig, dass Sie ¼ Liter Tee oder Mineralwasser

Gemüse und Kräuter sind ein gesunder Brotbelag.

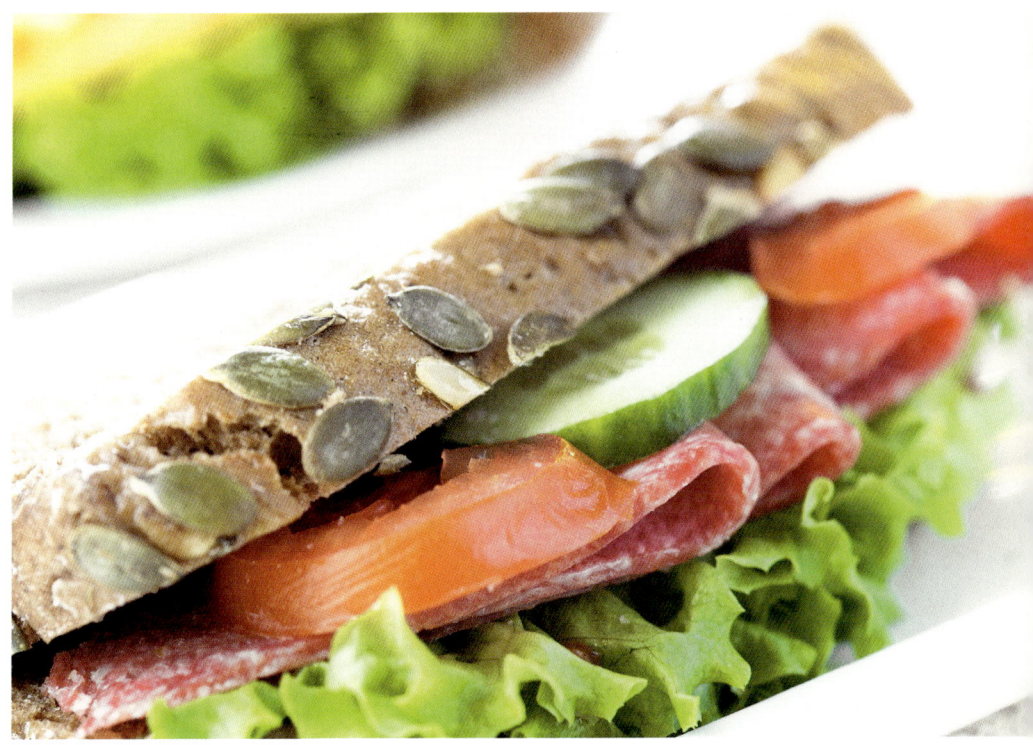

!

Müsli enthält reichlich Ballaststoffe, erhöht den Blutzuckerspiegel langsam und macht lange satt.

dazu trinken. Mein Beispiel: 1 Becher Naturjoghurt (1,5 % Fett), Süßstoff, Zimt, ½ frisch geriebener Apfel, Vanillearoma, 1 EL Haferkleie und 1 EL trocken angeröstete Leinsamen mit einem großen Glas Mineralwasser mit einen Spritzer Zitronensaft (eventuell mit flüssigem Süßstoff gesüßt).

3.   Sie sparen reichlich Kalorien ein, wenn Sie Fischkonserven auswählen, die im eigenen Saft („naturell") anstatt in Öl angeboten werden. Fisch enthält gesunde Omega-3-Fettsäuren, gesund und lecker ist kurz angedünstetes Kabeljaufilet mit frischen Tomaten in Joghurt-Kräuter-Dressing.

4.   Eine wohlschmeckende Alternative zum Braten bzw. Gulasch aus Rind- und Schweinefleisch ist ein Ragout mit Fisch oder ein Gulasch mit Geflügel. In vielen Gegenden ist Frischfisch relativ teuer. Tiefgefrorener Kabeljau, Seelachs und auch Forellen sind günstiger und gut zu lagern.

5.   Probieren Sie zum Mittagessen einmal ein vegetarisches Gericht. Eine Gemüseplatte aus Spinat mit wenig saurer Sahne, dazu Karotten mit Dill, Grilltomate mit Knoblauch und gedünstetes Champignon-Zwiebel-Gemüse mit Schnittlauch. Dazu passt getoastetes Vollkornbrot oder ein Risotto aus Naturreis.

6.   Kartoffeln sind keine Dickmacher, es sei denn, Sie machen sie dazu. Es gibt viele kreative Alternativen zur langweiligen Salzkartoffel. Probieren Sie Pellkartoffeln mit selbst gemachtem Kräuterquark oder bereiten Sie Ihre Kartoffeln auf dem Backblech mit etwas Kümmel oder Knoblauch zu. Pellkartoffeln mit Schale sind ideal für alle Diabetiker.

7.   Fruchtsaft erhöht den Blutzuckerspiegel rasch und eignet sich optimal zur Bekämpfung einer Unterzuckerung. Als Getränk ist er für Diabetiker weniger empfehlenswert. Mineralwasser, Lightgetränke, Kaffee, schwarzer Tee, Kräutertee und Früchtetee können unberechnet getrunken werden. Fruchtsaft als Schorle, bei einer Mischung aus ¼ Fruchtsaft und ¾ Mineralwasser, ist bis zu einer Menge von ¼ Liter unberechnet geeignet.

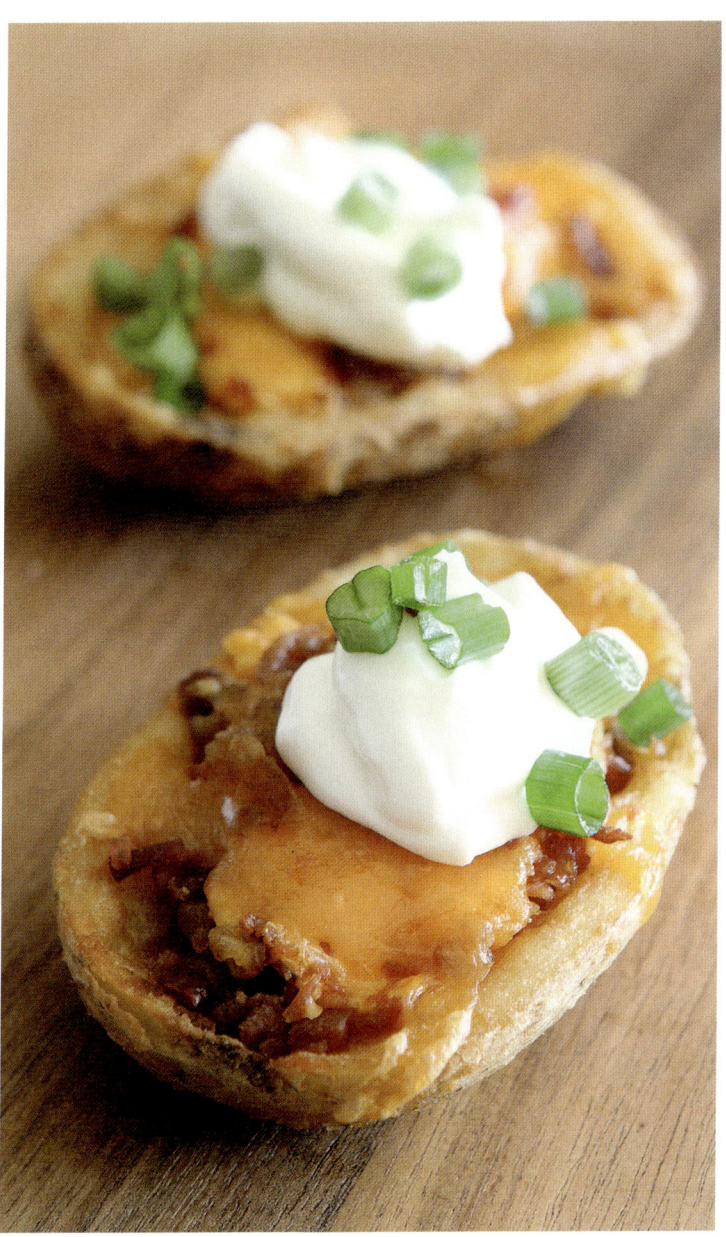

Backkartoffeln können mit unterschiedlichen, leckeren Belägen eine echte Delikatesse sein.

8. Wenn Sie Gulasch oder Geschnetzeltes mit mehr Gemüse als gewohnt zubereiten, können Sie Kalorien sparen und gleichzeitig mehr Ballaststoffe aufnehmen. Rechnen Sie für eine Portion 125 g fein geschnittenes Rind- oder Schweinefleisch sowie 250 g Gemüse wie Champignons, Paprika, Möhren, Zwiebeln, Zucchini oder Ähnliches. Pikant marinierter Tofu kann Fleisch ersetzen.

9. Um den Speiseplan auch mit fettreicherem Belag wie Torten-Brie oder Leberwurst gestalten zu können, verzichten Sie auf Butter oder Margarine darunter. Stattdessen streichen Sie unter die Leberwurst herzhaften Senf, unter den Brie Diabetikerkonfitüre oder Tomatenmark. Meerrettich, Quark, Frischkäse (eventuell mit Kräutern) oder Landrahm können Streichfette ebenfalls kalorienarm ersetzen.

Gemüsespieße sind eine leckere und gesunde Alternative zu solchen aus Fleisch.

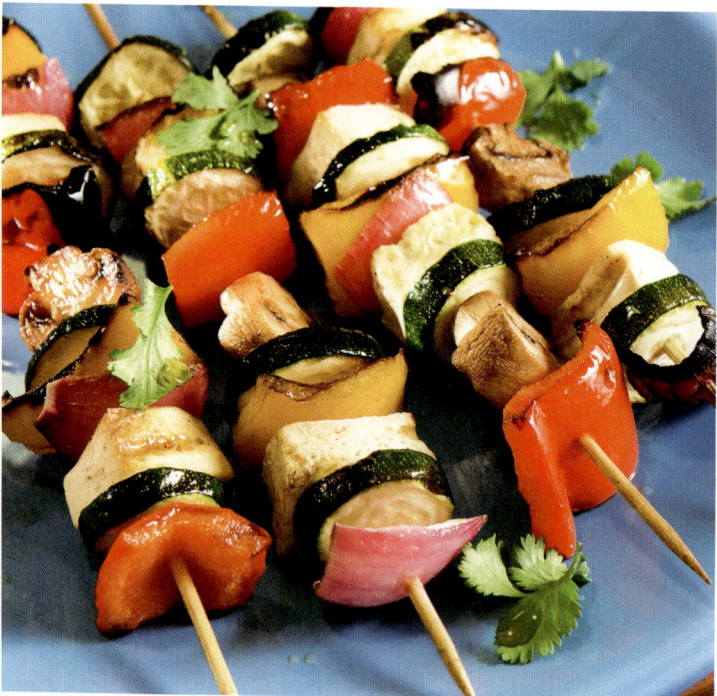

10. Haben Sie einmal versucht, Kräuterquark anstatt Kräuterbutter zu Spießen, kurzgebratenem Fleisch oder gegrilltem Fisch zu essen? Handelsüblicher Kräuterquark enthält in der Regel allerdings reichlich Fett (meist 40 %). Eine wohlschmeckende Alternative ist selbst zubereiteter Quark aus viel frischen Kräutern, fein gehackten Zwiebeln, Knoblauch, Meerrettich, geraspelter Gurke oder Radieschen und Magerquark. Der selbst zubereitete Kräuterquark lässt sich gut einfrieren.

11. Soßenbinder, Mehlschwitzen oder Stärkemehl werden überflüssig, wenn Sie Ihre Soßen mit püriertem Gemüse, Zwiebeln, Tomatenmark oder Kartoffeln andicken. Eine kalorienärmere Alternative zur Soßenzubereitung mit Crème fraîche, Schmand oder Crème double stellt saure Sahne dar. Viele Soßen lassen sich

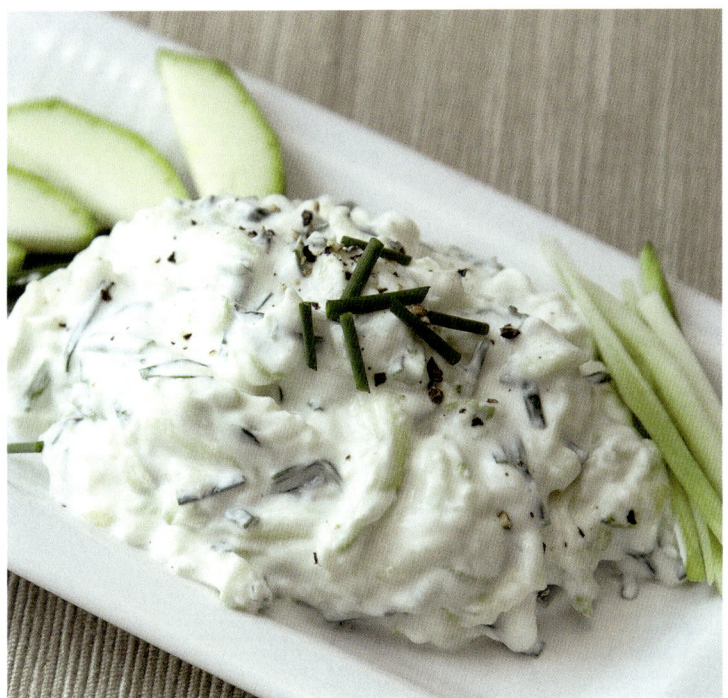

Ein selbstgemachter Quark mit frischen Kräutern enthält weniger Fett als gekaufter.

auch mit Kondensmilch (4 % Fett) anstatt mit süßer Sahne verfeinern. Gewöhnungsbedürftige Andickungsalternativen sind Johannisbrotkernmehl, Guarkernmehl oder Fertigprodukte wie Biobin und Nestargel. Beachten Sie bei der Anwendung die Hinweise auf der Verpackung.

12. Für Eintöpfe, Salate oder Gemüse verwenden Sie rohen Schinken anstatt fetten Speck. Der herzhafte und würzige Geschmack wird Sie garantiert überzeugen. Anstatt Wurst können Sie auch Sojaprodukte (Tofu oder Sojawürstchen) als Einlage verwenden.

13. Mit einem Kartoffel-Möhren-Pürree bringen Sie Abwechslung auf Ihren Tisch. Kartoffelpürree lässt sich auch mit Meerrettich, frischen Kräutern oder wenig geriebenem Käse variieren. Essen Sie dazu reichlich Gemüse und Salat, damit der Blutzuckerspiegel nicht zu rasch steigt.

14. Vollkornbrot ist einfach ideal für Diabetiker. Es versorgt den Körper mit wichtigen Ballaststoffen, Mineralien und Vitaminen. Zudem können Sie es auch lange aufbewahren. Und getoastet schmeckt es noch mal so gut. Vollkornbrot sättigt besser und steigert den Blutzucker langsamer als Graubrot. Je gröber das Vollkornbrot, desto besser.

15. Fleisch hat oft Fettränder. Es ist nicht sinnvoll, diese vor der Zubereitung abzuschneiden. Um den Geschmack zu erhalten, entfernen Sie das Fett erst nach der Zubereitung. Kurz gebratenes Fleisch, Fisch oder Geflügel können Sie mit Küchenkrepp entfetten.

16. Pflanzenöle wie Rapsöl oder Olivenöl eigenen sich im Gegensatz zu Butter oder Margarine gut zum Braten. Butter oder Margarine enthalten viel Wasser und sind deshalb nicht hoch erhitzbar. Pflanzliche Öle erreichen optimale, fettsparende Brattemperaturen. Wir empfehlen Ihnen Olivenöl oder Rapsöl für den Salat und Soja- oder Rapsöl zum Braten. Für edle Blattsalate eignen sich Nussöle oder Traubenkernöl.

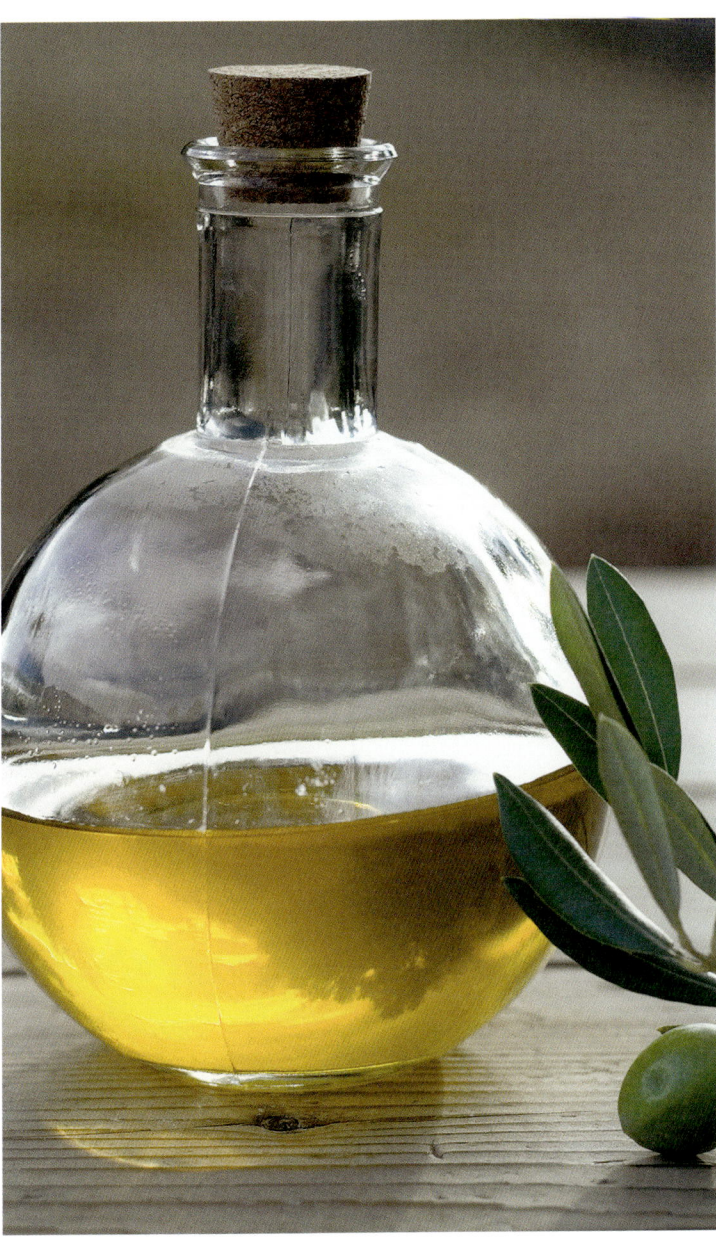

Pflanzliche Öle sind
ideal zum Braten
geeignet.

17. Versuchen Sie doch einmal gekochte Roggen-, Weizen-, Dinkel- oder Grünkernkörner als Beilage. Die Körner am Vorabend in Wasser einweichen und im Kühlschrank abgedeckt quellen lassen. An nächsten Tag das Einweichwasser abgießen und die Körner in Gemüsebrühe in 45–60 Minuten garen.

18. Essen Sie vor den Mahlzeiten Gemüse wie Tomaten, Salatgurken, Kohlrabi, Karotten, Paprikaschoten oder Radieschen und trinken Sie etwas dazu. So vermeiden Sie Blutzuckerspitzen und werden besser satt. Sie können auch Gewürzgurken, Mixed Pickles oder Maiskölbchen vorweg essen. Gemüse bleibt prinzipiell unberechnet und ist kalorienarm.

19. Versuchen Sie Rührei einmal anders. Unser Beispiel: 250 g fein geschnittene Champignons, Frühlingszwiebeln und Knob-

!

Sie sparen Kalorien, wenn Sie vor der Mahlzeit Gemüse knabbern.

Mit Champignons können Sie ein einfaches Rührei aufpeppen.

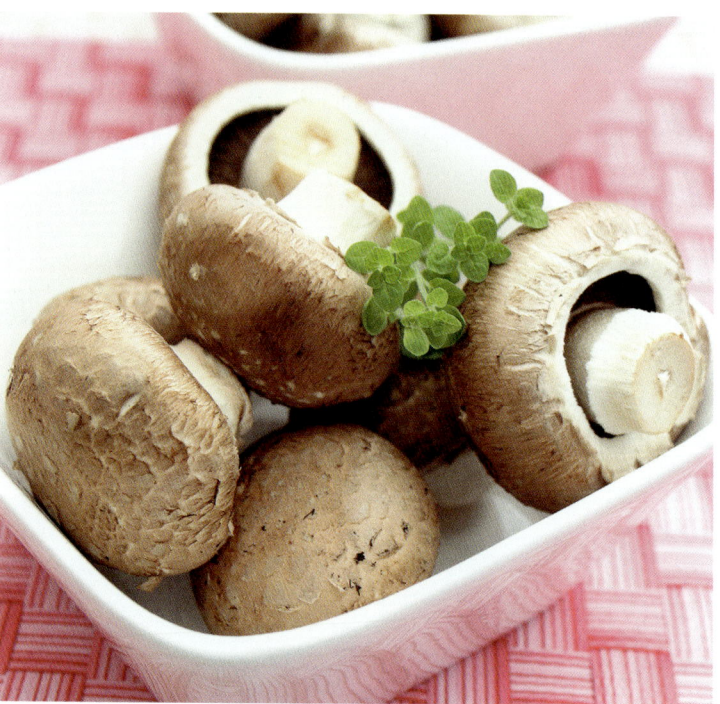

lauch in einem Teelöffel Öl anschwitzen. Ein Ei mit 2 EL Kondensmilch (4 % Fett) verquirlen und über das Gemüse geben. Mit reichlich Kräutern bestreuen. Dazu passt getoastetes Vollkornbrot.

20. Grundrezept Essig-Öl-Marinade (1 Portion): 1 EL Öl (wie Walnuss-, Haselnuss- oder Kürbiskernöl), 1 EL Essig (wie Himbeer-, Champagner- oder Sherryessig), 1 EL Wasser, ½ TL Senf, ½ kleine Zwiebel, evtl. ½ Knoblauchzehe, frisch gemahlener Pfeffer, Salz, Süßstoff nach Belieben, frisch gewaschene Kräuter. Essig und Öl mit Wasser und den Gewürzen sowie den gehackten Kräutern zu einer einheitlichen Marinade vermengen.

21. Grundrezept Joghurt-Marinade (1 Portion): 2 EL Naturjoghurt, Kefir, Dickmilch mit 1,5 % Fett oder Buttermilch, 1 TL Rapsöl, 1 EL Zitronensaft, 1 EL Wasser, ½ kleine Zwiebel, evtl. ½ Knoblauchzehe, frisch gemahlener Pfeffer, Salz, Süßstoff nach Belieben, frisch gehackte Kräuter. Die Zubereitung erfolgt wie bei Punkt 20. Variieren Sie das Grundrezept je nach Geschmack mit Senf, Meerrettich, Tomatenmark, klein gewürfeltem Gemüse, gehackten Sardellen, Kapern, eingelegtem grünen Pfeffer oder eingelegten Peperoni, Oliven.

22. „Falscher Sahnequark": Quarkspeisen, Kräuterquark oder ähnliche Zubereitungen schmecken fast wie Sahnequark, wenn Sie Magerquark mit einem Schneebesen und etwas kohlensäurehaltigem Mineralwasser aufschlagen.

23. Viele Suppen und Soßen sind fettreich. Eine Möglichkeit zur Entfettung ist, die Soße oder Suppe abkühlen zu lassen und das fest gewordene Fett abzuheben oder herauszufischen. Heißes Fett lässt sich mit einer ungefärbten Papierserviette entfernen. Dazu ziehen Sie die Papierserviette über die heiße Suppe oder Soße.

24. Mit fluoridiertem Jodsalz mit Folsäure beugen Sie jodmangelbedingten Schilddrüsenerkrankungen und fluoridmangelbedingter Karies vor. Folsäure ist wichtig in der Schwangerschaft und hilft, Arteriosklerose vorzubeugen. Salz ohne Jod, Folsäure und Fluorid ist nichts anderes als sinnloses Streusalz!

25. Füllen Sie Braten mit Gemüse. Die Gemüsefüllung sorgt für einen besseren Geschmack und es sieht einfach appetitlich aus. Außerdem reduzieren Sie den Kaloriengehalt und verbessern die Sättigung. Schneiden Sie eine Tasche in das Fleisch und füllen Sie je nach saisonalem Angebot z. B. Brokkoli oder passiertes Gemüse hinein. Unter einen Hackfleischteig können Sie grob geraspeltes Gemüse mischen oder einen Hackbraten mit Lauchstangen anreichern. In den Hackteig können Sie auch geriebenes Gemüse geben.

Verwenden Sie jodhaltiges Salz mit Folsäure.

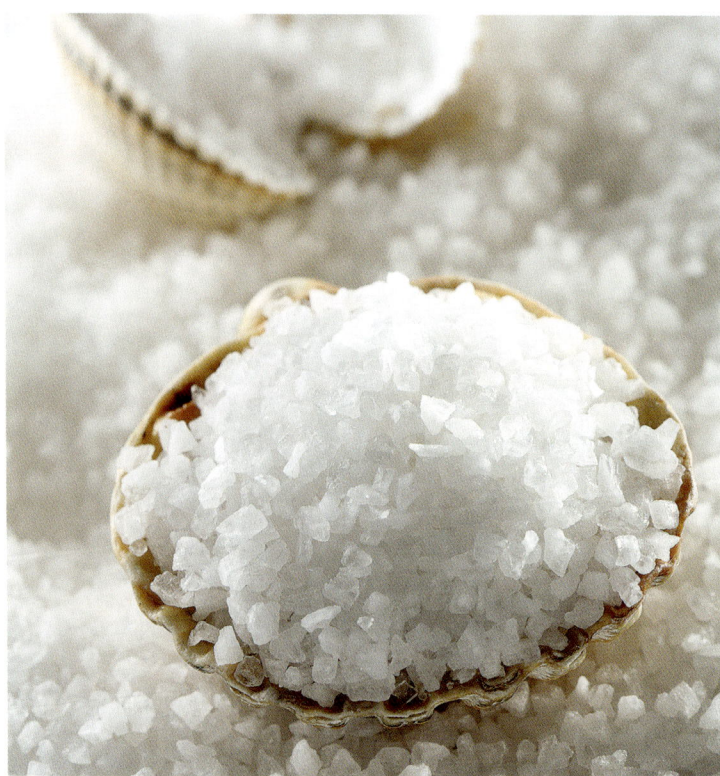

26. Auch Gebratenes ist oft eine fettige Angelegenheit. Versuchen Sie statt Bratwurst oder Bauchfleisch einmal Fisch- oder Geflügelspieße mit reichlich Gemüse in einer beschichteten Pfanne in einem Teelöffel Rapsöl zu braten. Grillen ist eine fettsparende Zubereitungsmethode, die zudem reichlich Aromastoffe bildet.

27. Nutzen Sie den Römertopf, die Mikrowelle, den Folienschlauch, den Dünster, den Dampfdrucktopf, die Alufolie, Teflonpfanne oder den Grill zur fettarmen und aromatischen Zubereitung.

28. Als Diabetiker können Sie problemlos Backrezepte aus normalen Backbüchern umwandeln. Verwenden Sie anstatt Zucker

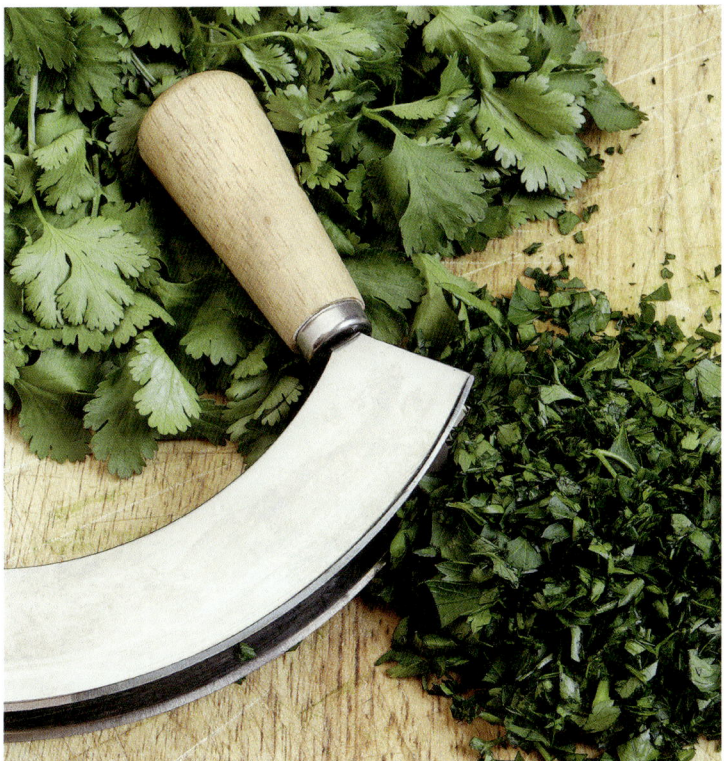

Frische Kräuter werten jede Mahlzeit auf.

Fruchtzucker und Süßstoff im Verhältnis 1 zu 3 (1 Teil Isomalt zur Erreichung optimaler Backeigenschaften und 3 Teile Süßstoff zum Aufsüßen des Teiges). Weißes Mehl (Type 405) lässt den Blutzuckerspiegel rasch ansteigen. Halbieren Sie die Menge an weißem Mehl und füllen mit Vollkornmehl auf. Beachten Sie, dass Sie dann etwas mehr Flüssigkeit benötigen. So sparen Sie Kalorien, Kohlenhydrate, reichern das Gebäck mit Ballaststoffen an und sorgen so für eine langsamere Blutzuckersteigerung.

29. Probieren Sie Hackbraten einmal anders. Verwenden Sie zur Bindung anstelle von Ei Haferflocken und trockenen Magerquark. Mischen Sie geraspeltes Gemüse wie Möhren, Lauch, Sellerie unter den Hackfleischteig und würzen mit frisch gehackten Kräutern, Senf, Meerrettich und/oder Tomatenmark.

30. Geschmacksintensive frische Kräuter, Frühlingszwiebeln, Knoblauch und passende Gewürze können das Salz im Essen weitgehend überflüssig machen. Verstärken Sie das Aroma Ihrer Speisen durch Toasten, Grillen, Anrösten, die Verwendung von frischen Produkten sowie wenig fluoridiertem Jodsalz mit Folsäure.

BE- und Kalorientabelle für Typ-1- und Typ-2-Diabetiker

Milch und Milchprodukte

Milch und Milchprodukte gehören zu den vollwertigsten Lebensmitteln überhaupt und sollten täglich – möglichst in fettarmer Form – auf dem Speiseplan stehen. Sie enthalten Eiweiß, Fett und Kohlenhydrate sowie große Mengen Kalzium. Übergewichtige Typ-2-Diabetiker und Menschen, die abnehmen müssen oder wollen, sollten fettarme Milch und Milchprodukte bevorzugen, um das Gewicht und damit den Blutzucker zu senken.

Für Typ-1-Diabetiker ist wichtig, dass die meisten Produkte nach Broteinheiten (BE) berechnet werden. Die Blutzuckersteigerung ist bei flüssigen Produkten (z. B. Milch) rascher als bei feste-

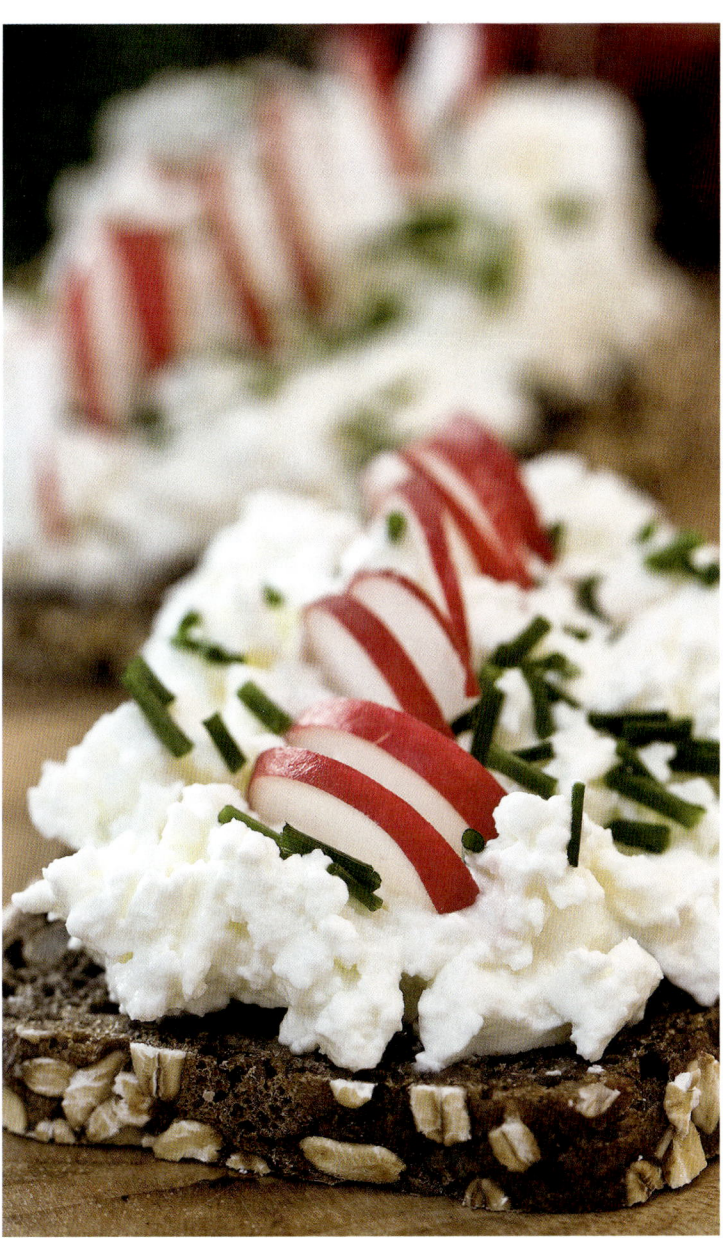

Vollkornbrot mit
fettarmem Hütten-
käse ist ideal für
Diabetiker.

ren Produkten (z. B. Joghurt), und fettreiche Produkte (Dick-milch, 3,5 % Fett) steigern den Blutzucker langsamer als fettarme (z. B. Joghurt, 0,1 % Fett).

LEBENSMITTEL	1 BE ENTSPRICHT:	KCAL/BE	HINWEIS
Buttermilch	300 ml	105	Fettarm
Dickmilch, 3,5 % Fett	300 g	185	
Dickmilch, entrahmt, 0,1 % Fett	285 g	90	Fettarm
Joghurt natur, 3,5 % Fett	300 g	180	
Joghurt natur, 1,5 % Fett	290 g	130	Fettarm
Joghurt natur, 0,1 % Fett	285 g	90	Fettarm
Kaffeesahne, 10 % Fett	290 ml	360	Keine BE-Berechnung, Fettgehalt beachten
Kefir, 3,5 % Fett	300 ml	185	
Kondensmilch, 7,5 % Fett	125 ml	165	Keine BE-Berechnung, besser 4 %
Kondensmilch, 4 % Fett	90 ml	115	
Milch, 3,5 % Fett	250 ml	160	Besser fettarme Milch
Milch, fettarm, 1,5 % Fett	245 ml	115	
Milch, entrahmt, 0,1 % Fett	245 ml	85	
Saure Sahne, 10 % Fett	325 g	380	Keine BE-Berechnung, Fettgehalt beachten
Schlagsahne, 30 % Fett	410 ml	1265	Keine BE-Berechnung, Fettgehalt beachten
Schmand, 24 % Fett	375 g	895	Keine BE-Berechnung, Fettgehalt beachten
Crème fraîche, 40 % Fett	480 g	1815	Keine BE-Berechnung, Fettgehalt beachten

Käse

Käse ist als Milchprodukt ein hochwertiges Lebensmittel und enthält große Mengen Kalzium. Ohne Milch und Käse ist es praktisch nicht möglich, ausreichend Kalzium zur Versorgung des Körpers und zur Vorbeugung von Osteoporose aufzunehmen. Übergewichtige Typ-2-Diabetiker sollten Käse mit maximal 30 % Fett in der Trockenmasse bevorzugen, um ihr Gewicht und damit den Blutzucker zu senken. Ideal zum Abnehmen sind Harzer Käse, Hüttenkäse, magerer Limburger und Romadur. Wer den F.i.Tr.-Gehalt durch zwei teilt, erhält näherungsweise den absoluten Fettgehalt. Hier gilt es, nur eine Scheibe Käse für zwei Scheiben Brot zu verwenden. Für Typ-1-Diabetiker ist wichtig, dass Käse nicht nach BE berechnet wird. Obwohl Käse den Blutzuckerspiegel nicht direkt erhöhen kann, sollten Typ-1-Diabetiker nicht zu viel Käse essen, um Übergewicht, Fettstoffwechselstörungen und Nierenschäden vorzubeugen. Diabetiker benötigen keine besonders eiweißreiche Kost. Eiweiß ist aber sinnvoll, da es gut satt macht.

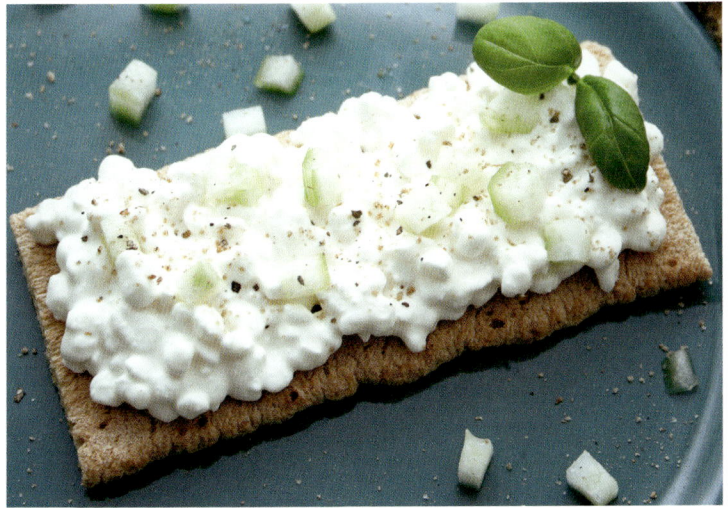

Frischkäse ist gesünder als Blauschimmelkäse.

LEBENSMITTEL	kcal/100 g	HINWEIS
Blauschimmel-/Edelpilzkäse, 70 % F.i.Tr.	428	Besser meiden
Brie, 50 % F.i.Tr.	314	Besser Camembert, 45 % F.i.Tr.
Butterkäse, 60 % F.i.Tr.	380	Besser meiden
Camembert, 60 % F.i.Tr.	366	Besser Camembert, 45 % F.i.Tr.
Camembert, 45 % F.i.Tr.	280	Ohne Streichfett
Camembert, 30 % F.i.Tr.	206	Fettarm
Chester, 50 % F.i.Tr.	393	Besser meiden
Doppelrahmfrischkäse (mit und ohne Kräuter)	270	Ohne Streichfett
Edamer, 45 % F.i.Tr.	354	Ohne Streichfett
Edamer, 30 % F.i.Tr.	253	Fettarm
Emmentaler, 45 % F.i.Tr.	386	Ohne Streichfett
Feta, 45 % F.i.Tr.	237	Fettarm
Gouda, 48 % F.i.Tr.	343	Ohne Streichfett
Gouda, 40 % F.i.Tr.	300	Ohne Streichfett
Harzer Käse	126	Fettarm
Kochkäse, 40 % F.i.Tr.	187	Fettarm
Kochkäse, 10 % F.i.Tr.	101	Fettarm
Körniger Frischkäse (Hüttenkäse)	81	Fettarm
Leerdamer, 45 % F.i.Tr.	352	Ohne Streichfett
Limburger, 40 % F.i.Tr.	270	Ohne Streichfett
Magerquark	73	Fettarm
Mascarpone	460	Besser Quark
Mozzarella	225	Fettarm
Parmesan, 32 % F.i.Tr.	386	Menge beachten
Quark, 20 % Fett	102	Fettarm
Romadur, 30 % F.i.Tr.	226	Fettarm
Romadur, 20 % F.i.Tr.	187	Fettarm
Sahnequark, 40 % Fett	160	Besser Quark, 20 % Fett
Schmelzkäse, 45 % F.i.Tr.	264	Ohne Streichfett
Schmelzkäse, 30 % F.i.Tr.	209	Fettarm
Schmelzkäse, 20 % F.i.Tr.	188	Fettarm
Scheibletten, 20 % F.i.Tr.	207	Fettarm
Tilsiter, 45 % F.i.Tr.	325	Ohne Streichfett
Weichkäse mit und ohne Zutaten, 60 % F.i.Tr.	366	Ohne Streichfett
Ziegenkäse, 45 % F.i.Tr.	280	Ohne Streichfett

Eier

Eier sind neben Milch und Soja das vollwertigste Lebensmittel überhaupt. Eier enthalten praktisch alle wichtigen Substanzen. Das Cholesterin aus dem Essen hat nahezu keinen Einfluss auf den Blutcholesterinspiegel, daher müssen Menschen mit erhöhtem Cholesterinspiegel nicht auf Eier verzichten. 2–4 Eier in der Woche sind unbedenklich. Daher kann auch mit Eiern gebacken werden. Übergewichtige Typ-2-Diabetiker sollten fettarme Eierspeisen (z. B. gekochte Eier) bevorzugen und die Eier im Austausch zu Wurst oder Käse essen, um das Gewicht und damit den Blutzucker zu senken. Für Typ-1-Diabetiker ist wichtig, dass Eier nicht nach BE berechnet werden. Obwohl Eier den Blutzuckerspiegel nicht direkt erhöhen, sollten Typ-1-Diabetiker nicht zu viele Eier essen, um Übergewicht, Fettstoffwechselstörungen und Nierenschäden vorzubeugen.

LEBENSMITTEL	kcal/100 g	HINWEIS
Ei, Gesamtinhalt	159	100 g sind 2 Eier
Eigelb	720	
Eiweiß	48	

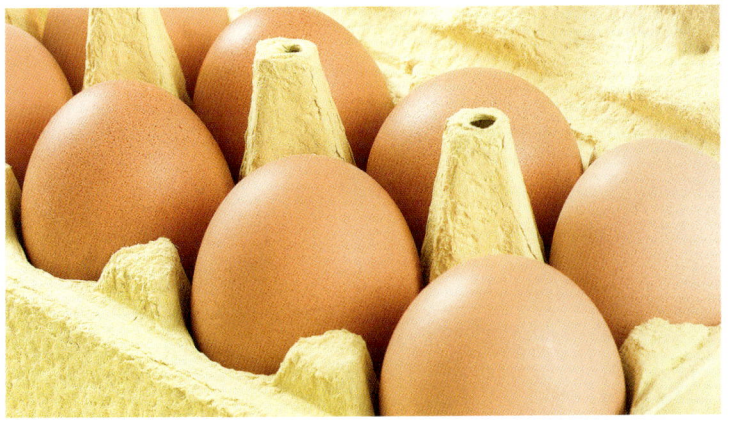

Eier sind vollwertige Lebensmittel – dennoch sollten Typ-1-Diabetiker nicht zu viele essen.

Fette und Öle

Fette und Öle sind sehr kalorienreich und enthalten viele fettlösliche Vitamine. Pflanzliche Fette sind tierischen Fetten prinzipiell vorzuziehen, da sie Fettsäuren enthalten, die sich positiv auf Herz und Gefäße auswirken. Nur das Fett aus fettreichen Fischen (Lachs, Makrele, Thunfisch, Hering) ist hochwertig. Diese Omega-3-Fettsäuren sind wichtig für Diabetiker. Übergewichtige Typ-2-Diabetiker sollten sehr sparsam mit Fett umgehen. Beim Kochen und Braten empfehlen wir maximal 1 EL Pflanzenöl (möglichst Sonnenblumen-, Maiskeim-, Sojaöl). Für den Salat reicht 1 TL Rapsöl. Für Typ-1-Diabetiker ist wichtig, dass Fette und Öle nicht nach BE berechnet werden. Fette und Öle steigern zwar das Gewicht, aber nicht den Blutzuckerspiegel. Fette sorgen für eine langsame Magenentleerung und das sorgt für eine milde Blutzuckersteigerung.

LEBENSMITTEL	kcal/100 g	HINWEIS
Butter	754	Besser meiden
Butterschmalz	897	Besser Pflanzenöl
Diätmargarine	722	In kleinen Mengen
Halbfettbutter	385	Ab und zu
Halbfettmargarine	368	In kleinen Mengen – am besten mit Phytosterinen
Margarine	722	Besser Diätmargarine
Mayonnaise, 80 % Fett	727	Besser meiden
Mayonnaise, 50 % Fett	490	Ab und zu in kleinen Mengen
Pflanzenöl	897	In kleinen Mengen – Rapsöl ist sehr gesund
Schweineschmalz	898	Besser meiden

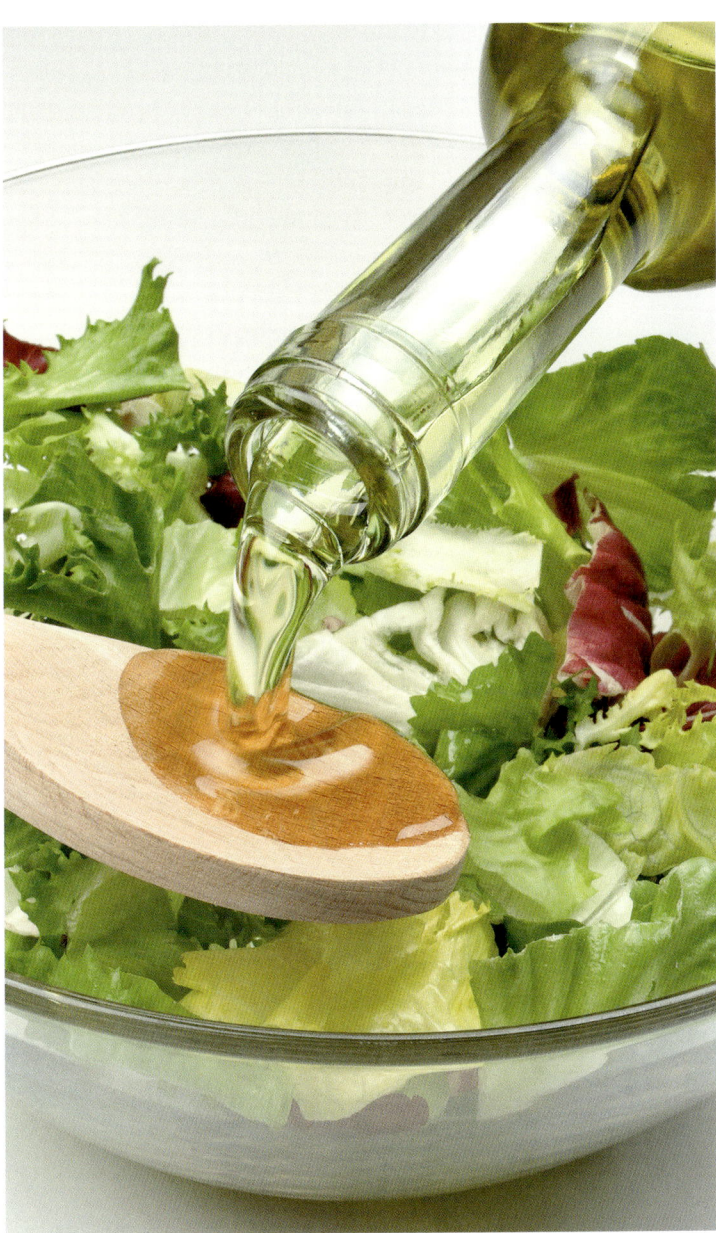

Verwenden Sie für Salate hochwertige pflanzliche Öle wie Walnussöl.

Fisch, Meerestiere und Fischdauerwaren

Seefisch enthält das lebenswichtige Jod und das knochengesunde Vitamin D. Fische und Meerestiere enthalten große Mengen an hochwertigem Eiweiß. Übergewichtige Typ-2-Diabetiker sollten zweimal wöchentlich Seefisch essen. Eine Portion wiegt maximal 150 g. Für Typ-1-Diabetiker ist es wichtig, dass Fisch, Meerestiere und Fischdauerwaren nicht nach BE berechnet wird. Obwohl Fisch, Meerestiere und Fischdauerwaren den Blutzuckerspiegel nicht direkt erhöhen, sollten Typ-1-Diabetiker nicht zu große Portionen davon essen, um Übergewicht, Fettstoffwechselstörungen und Nierenschäden vorzubeugen. Fisch und Sojaprotein ist ideal für Diabetiker.

Heringe enthalten große Mengen an hochwertigem Eiweiß.

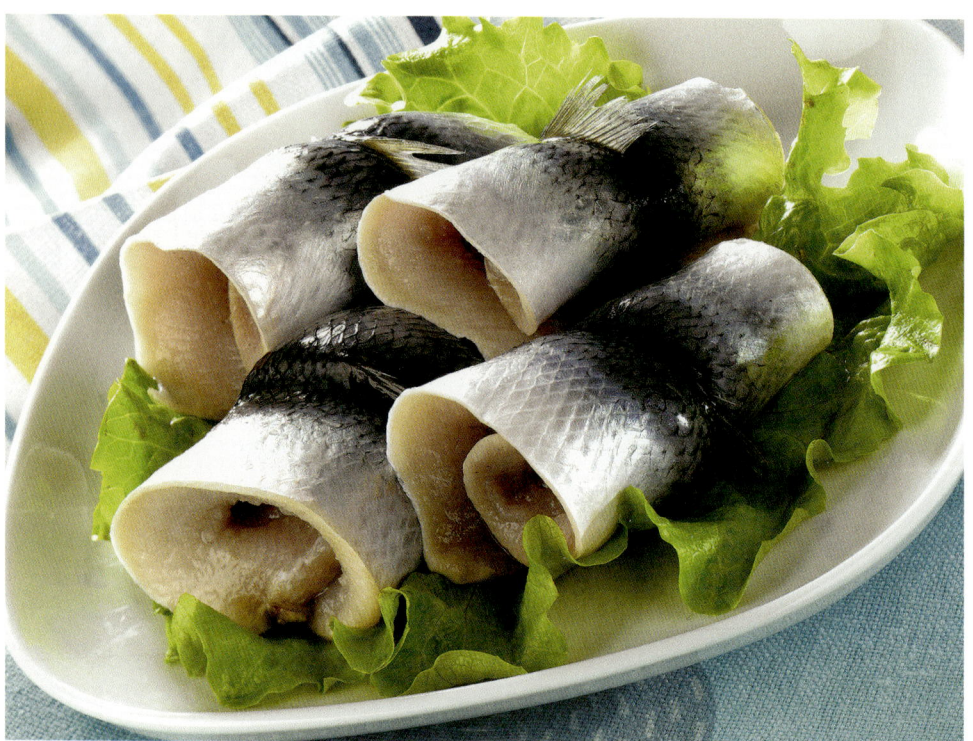

LEBENSMITTEL	kcal/100 g	HINWEIS
Aal	281	Ab und zu in kleinen Mengen ohne Streichfett
Barsch	81	Fettarm
Bismarckhering	210	Im Austausch zu Wurst/Käse geeignet
Brathering	204	Im Austausch zu Wurst/Käse geeignet
Forelle	102	Fettarm
Hering	193	Günstige Fettsäuren für Herz und Gefäße
Hering in Gelee	164	Im Austausch zu Wurst/Käse geeignet
Hering in Tomatensoße	204	Im Austausch zu Wurst/Käse geeignet
Kabeljau	75	Fettarm
Krabben	87	Fettarm, aber cholesterinreich
Karpfen	115	Fettarm
Lachs	202	Günstige Fettsäuren für Herz und Gefäße
Makrele	180	Günstige Fettsäuren für Herz und Gefäße
Matjeshering	267	Ab und zu in kleinen Mengen ohne Streichfett
Miesmuscheln	51	Fettarm, aber cholesterinreich
Rot-/Goldbarsch	105	Fettarm
Schillerlocken	302	Ab und zu in kleinen Mengen ohne Streichfett
Scholle	86	Fettarm
Seelachs	80	Fettarm
Thunfisch in Öl	283	Besser Thunfisch naturell oder Fett abtropfen lassen
Zander	83	Fettarm

Fleisch, Geflügel und Wild

Fleisch enthält große Mengen Eiweiß, wertvolle B-Vitamine und je nach Sorte auch erhebliche Mengen an Fett. Übergewichtige Typ-2-Diabetiker sollten dreimal in der Woche Fleisch essen, wobei eine Portion maximal 130 g wiegen sollte. Fettarme Fleischsorten sind dabei zu bevorzugen, denn diese Sorten gewährleisten die Gewichtsreduktion. Für Typ-1-Diabetiker ist wichtig, dass Fleisch, Geflügel und Wild nicht nach BE berechnet werden. Obwohl Fleisch, Geflügel und Wild den Blutzuckerspiegel nicht direkt erhöhen, sollten Typ-1-Diabetiker nicht zu große Portionen essen, um Übergewicht, Fettstoffwechselstörungen und Nierenschäden vorzubeugen.

Fleisch, Geflügel und Wild werden nicht nach BE berechnet.

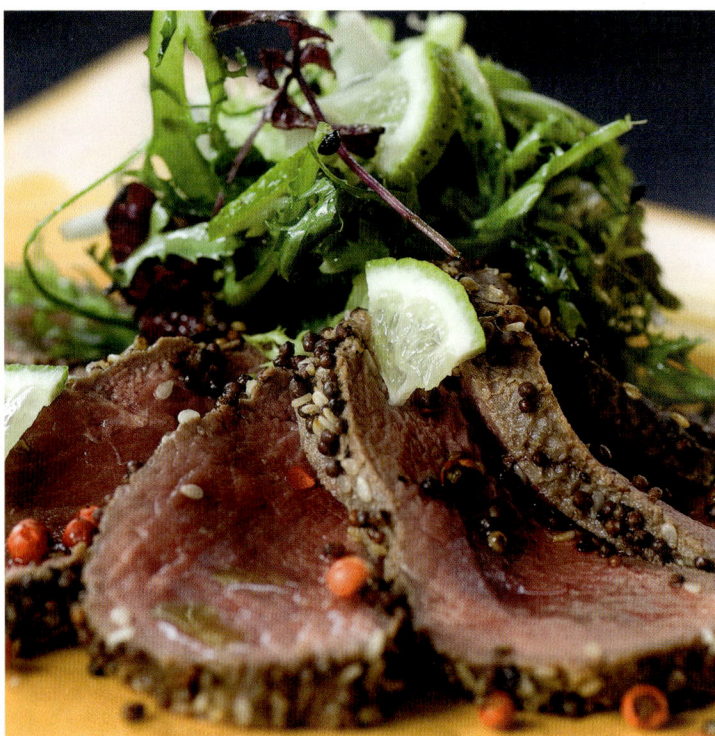

LEBENSMITTEL	kcal/100 g	HINWEIS
Geflügel		
Ente	227	Als Weihnachtsessen o.k.
Gans	342	Als Weihnachtsessen o.k.
Hähnchen	161	Fettarm
Pute, Truthahn	141	Fettarm
Schwein/Rind/Lamm/Kalb		
Hackfleisch, halb und halb	260	Besser Rindergehacktes, sonst mit Magerquark oder mit geraffeltem Gemüse gemischt
Kalbsschnitzel	99	Fettarm
Kasseler	237	Sichtbares Fett entfernen
Lammfilet	112	Fettarm
Rinderfilet	121	Fettarm
Rinderkeule	148	Fettarm
Rindergehacktes	216	Relativ fettarm
Rinderleber	121	Fettarm, aber cholesterinreich
Rinderzunge	209	fettarm
Schweinebauch	261	sehr fettig
Schweinebraten	271	Sichtbares Fett entfernen
Schweinefilet	104	Fettarm
Schweinegehacktes	318	Besser Rindergehacktes
Schweinekeule	274	Sichtbares Fett entfernen
Schweineleber	124	Fettarm, aber cholesterinreich
Schweineniere	96	Fettarm, aber cholesterinreich
Schweineschnitzel	106	Fettarm
Schweinespeck	759	Besser roher Schinken
Wild		
Hase	113	Fettarm
Hirsch	112	Fettarm
Kaninchen	152	Fettarm
Reh	110	Fettarm

Wurstwaren

Wurstwaren liefern relativ viel Eiweiß, aber leider oft auch erhebliche Mengen „verstecktes" Fett. Übergewichtige Typ-2-Diabetiker sollten magere Sorten (roher und gekochter Schinken, kalter Braten, Roastbeef, Corned Beef, fettreduzierte Geflügelwurst, Sülzen) bevorzugen. Hier gilt es, nur eine Scheibe Wurst für zwei Scheiben Brot zu verwenden. Für Typ-1-Diabetiker ist wichtig, dass Wurst nicht nach BE berechnet wird. Obwohl Wurst den Blutzuckerspiegel nicht direkt erhöhen kann, sollten Typ-1-Diabetiker nicht zu große Portionen essen, um Übergewicht, Fettstoffwechselstörungen und Nierenschäden vorzubeugen.

Wählen Sie magere Wurstsorten.

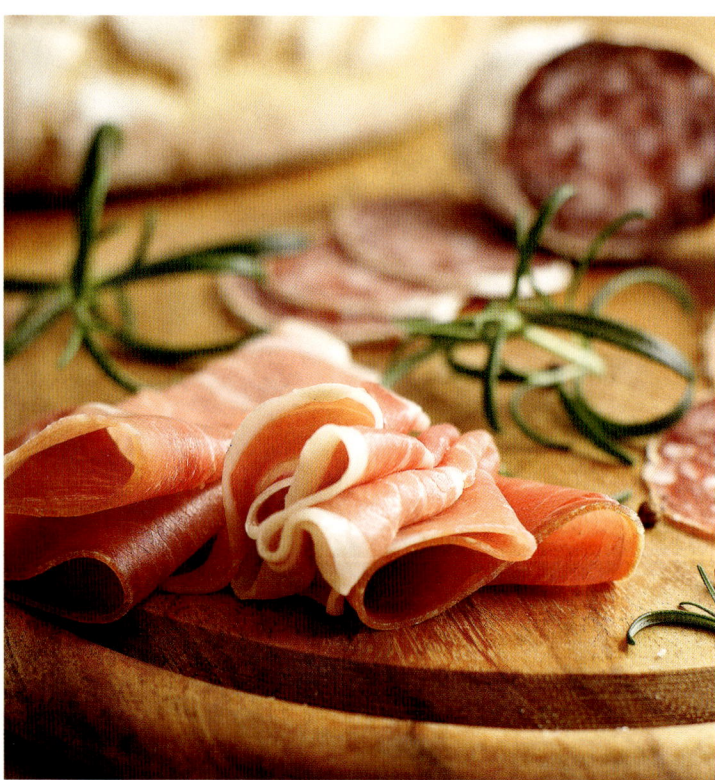

LEBENSMITTEL	kcal/100 g	HINWEIS
Bierschinken	169	Fettarm
Blutwurst	301	Besser meiden
Bratwurst	298	Besser Geflügelbratwurst
Cervelatwurst	394	Besser Geflügelcervelatwurst
Corned Beef	141	Fettarm
Fleischwurst	296	Besser Geflügelfleischwurst
Geflügelwurst, mager	108	Fettarm
Gelbwurst	281	Ab und zu, dünn geschnitten, ohne Streichfett
Knackwurst	300	Besser meiden
Leberkäse	297	Ab und zu, gegrillt
Leberwurst, grob	326	Ab und zu, besser Geflügelleberwurst, ohne Streichfett
Leberwurst, mager	257	Ohne Streichfett
Mettwurst	390	Ab und zu, besser Geflügelmettwurst, ohne Streichfett
Mortadella	345	Besser Geflügelmortadella
Salami	371	Besser Geflügel- oder Rindersalami
Schinken, gesalzen und gekocht	193	Fettarm
Schinken, gesalzen und geräuchert	290	Dünne Scheiben, ohne Fettrand sind fettarm
Speck, durchwachsen	621	Besser gekochter Schinken
Weißwurst	287	Besser meiden
Wiener Würstchen	296	Besser Geflügelwürstchen

Getreide und Getreideprodukte

Getreide ist kohlenhydratreich, aber relativ kalorienarm. Die Kohlenhydrate in Getreideprodukten haben einen deutlichen Einfluss auf den Blutzuckerspiegel und damit auch auf das Insulin. Vollkorngetreide ist ballaststoffreich und enthält größere Mengen an Mineralstoffen und Vitaminen als ausgemahlenes Getreide. Übergewichtige Typ-2-Diabetiker sollten Vollkornprodukte bevorzugen, um die Sättigung zu verbessern, den Cholesterinspiegel zu senken, die Verdauung zu regulieren und Blutzuckerspitzen vorzubeugen. Menschen, die abnehmen möchten, sollten ausschließlich Vollkornprodukte essen. Für Typ-1-Diabetiker ist wichtig, dass Getreide nach BE berechnet wird. Auch für Typ-1-Diabetiker gilt, dass Vollkorngetreide besser sind als Weißmehlprodukte.

Vollkornprodukte sind ballaststoffreich und sättigen gut.

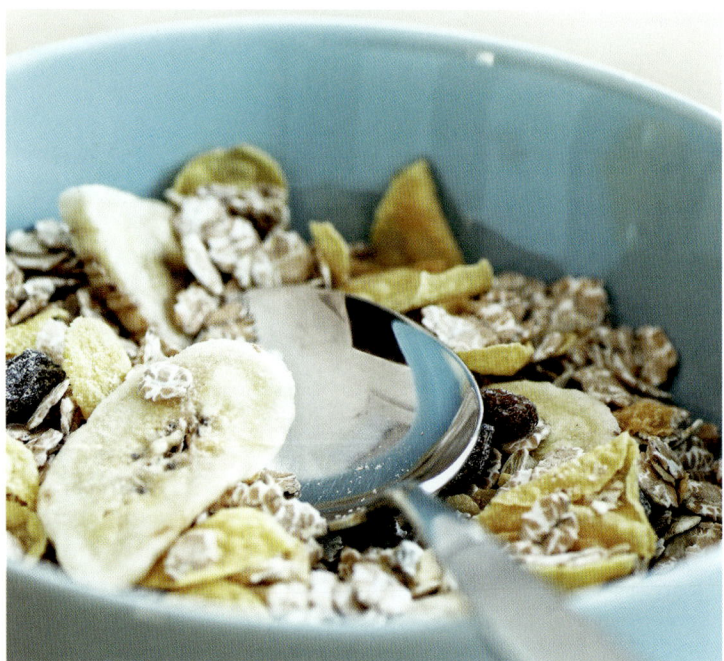

LEBENSMITTEL	1 BE ENTSPRICHT	kcal/BE	HINWEIS
Blätterteig, tiefgefroren	35 g	131	Fettgehalt beachten
Cornflakes, zuckerfrei	15 g	55	Rasche Blutzuckersteigerung
Gerstengraupen	17 g	55	
Gerste, Korn	20 g	60	Langsame Blutzuckersteigerung
Grünkern-/Dinkelmehl	20 g	60	Langsame Blutzuckersteigerung
Hafer, Vollkornflocken	20 g	75	Langsame Blutzuckersteigerung
Hirse, Korn	17 g	60	Langsame Blutzuckersteigerung
Mais, Korn	20 g	60	
Mais, Grieß	15 g	55	
Müslimischung, o. Zucker im Durchschnitt	20 g	70	Besser Müsli selbst mischen
Naturreis, roh	16 g	55	Langsame Blutzuckersteigerung
Paniermehl/Semmelbrösel	17 g	60	Besser selbst aus Vollkornbrötchen herstellen
Reis, weiß	15 g	55	Rasche Blutzuckersteigerung
Roggen, Korn	20 g	60	Langsame Blutzuckersteigerung
Roggenmehl, Type 815	17 g	55	
Roggenmehl, Type 1150	18 g	55	Langsame Blutzuckersteigerung
Roggenvollkornmehl	20 g	60	Langsame Blutzuckersteigerung
Stärke, im Durchschnitt	14 g	50	Rasche Blutzuckersteigerung
Weizen, Korn	20 g	60	Langsame Blutzuckersteigerung
Weizen, Grieß	17 g	60	
Weizen, Mehl Type 405	17 g	55	Rasche Blutzuckersteigerung
Weizen, Mehl Type 1050	18 g	60	Langsame Blutzuckersteigerung
Weizenvollkornmehl	20 g	60	Langsame Blutzuckersteigerung
Kleie, im Durchschnitt	70 g	116	Keine BE-Berechnung, verlangsamt Blutzuckersteigerung und verbessert Sättigung

Brot

Brot ist kohlenhydratreich, aber relativ kalorienarm. Vollkornbrot ist ballaststoffreich und enthält größere Mengen an Mineralstoffen und Vitaminen als Weiß- oder Mischbrot. Der Glykämische Index von Vollkornprodukten ist geringer als der von Weißmehlprodukten. Übergewichtige Typ-2-Diabetiker oder Menschen, die abnehmen möchten, sollten Vollkornbrot essen, um die Sättigung zu verbessern, den Cholesterinspiegel zu senken, die Verdauung zu regulieren und Blutzuckerspitzen vorzubeugen. Für Typ-1-Diabetiker ist wichtig, dass Brot nach BE berechnet wird. Auch für Typ-1-Diabetiker gilt, dass Vollkornbrot besser ist als Weiß- oder Mischbrot.

Vollkornbrot sättigt schneller und anhaltender als Weißbrot.

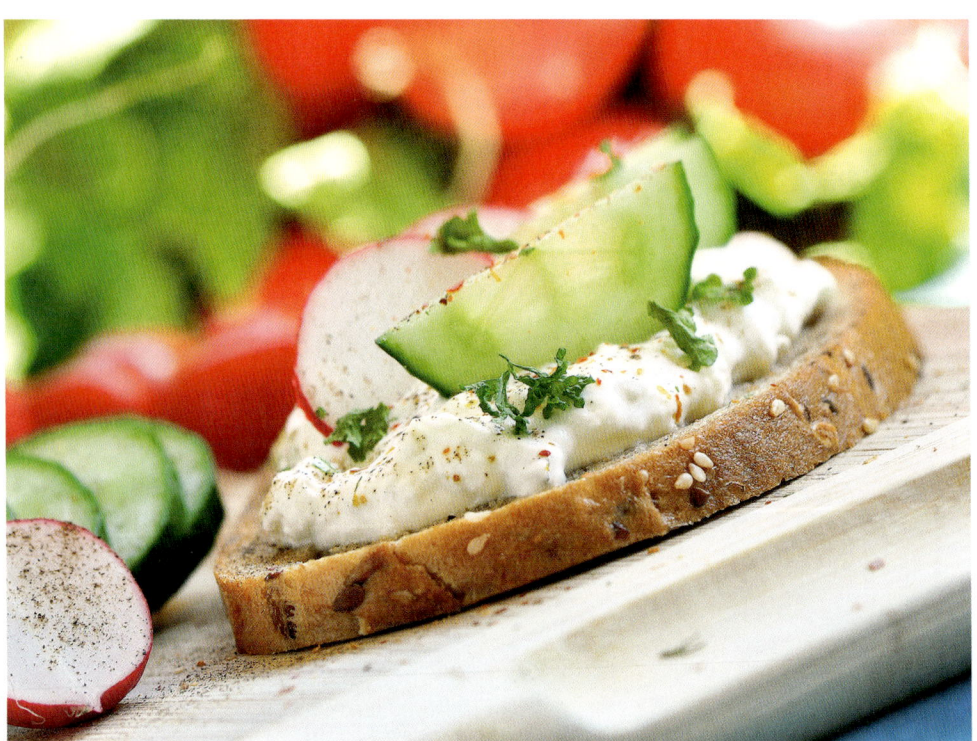

LEBENSMITTEL	1 BE ENTSPRICHT	kcal/BE	HINWEIS
Baguette	20 g	55	Rasche Blutzuckersteigerung
Brötchen/Semmeln	20 g	60	Rasche Blutzuckersteigerung
Grahambrot	30 g	60	Langsame Blutzuckersteigerung
Knäckebrot	18 g	60	Langsame Blutzuckersteigerung
Laugenbrezel	25 g	60	Rasche Blutzuckersteigerung
Mehrkornbrot	30 g	60	Langsame Blutzuckersteigerung
Mischbrot	28 g	60	Besser Vollkornbrot
Pumpernickel	33 g	60	Langsame Blutzuckersteigerung
Roggenbrot	25 g	55	Besser Vollkornbrot
Roggenvollkornbrot	30 g	60	Langsame Blutzuckersteigerung
Salzstangen	16 g	60	Rasche Blutzuckersteigerung
Toastbrot	25 g	65	Rasche Blutzuckersteigerung
Vollkornbrot mit Samenkernen	30 g	70	Langsame Blutzuckersteigerung
Vollkornzwieback	21 g	75	Besser als herkömmlicher Zwieback
Weißbrot	25 g	60	Rasche Blutzuckersteigerung
Weizenvollkornbrot	30 g	60	Langsame Blutzuckersteigerung
Zwieback	16 g	60	Rasche Blutzuckersteigerung

Teigwaren/Nudeln

Nudeln sind kohlenhydratreich, aber relativ kalorienarm. Vollkornnudeln sind ballaststoffreich und enthalten größere Mengen an Mineralstoffen und Vitaminen als „helle" Nudeln. Der Glykämische Index von Nudeln, die al dente gekocht sind, ist deutlich geringer als der von „vermatschten" Eierteigwaren. Übergewichtige Typ-2-Diabetiker sollten Vollkornnudeln essen, um die Sättigung zu verbessern, den Cholesterinspiegel zu senken, die Verdauung zu regulieren und Blutzuckerspitzen vorzubeugen. Für Typ-1-Diabetiker ist wichtig, dass Nudeln nach BE berechnet werden. Auch für Typ-1-Diabetiker gilt, dass Vollkornnudeln besser sind als „helle" Nudeln.

LEBENSMITTEL	1 BE ENTSPRICHT	kcal/BE	HINWEIS
Eierteigwaren, roh	17 g	60	Besser Vollkornteigwaren
Spaghetti, eifrei	16 g	60	Sehr langsame Blutzuckersteigerung
Vollkornnudeln	19 g	65	Langsame Blutzuckersteigerung

Hülsenfrüchte und Sojaprodukte

Hülsenfrüchte enthalten reichlich Kohlenhydrate, Ballaststoffe, Vitamine sowie Mineralstoffe, aber wenig Kalorien. Die enthaltenen Kohlenhydrate sind nicht oder kaum blutzuckerwirksam, sodass entgegen früherer Empfehlungen Diabetikern heute Hülsenfrüchte empfohlen werden. Wöchentlich sollten Hülsenfrüchte mindestens einmal auf dem Speiseplan stehen. Hülsenfrüchte haben einen extrem geringen Glykämischen Index. Sie eigenen sich hervorragend zur Gewichtsreduktion. Typ-2-Diabetiker sollten beachten, keine fetten Zutaten wie Speck, Bauchfleisch oder Würstchen bei der Zubereitung von Hülsenfruchtgerichten zu verwenden. Typ-1-Diabetiker müssen Hülsenfrüchte nicht nach BE berechnen. Sojaprodukte liefern ideales Eiweiß.

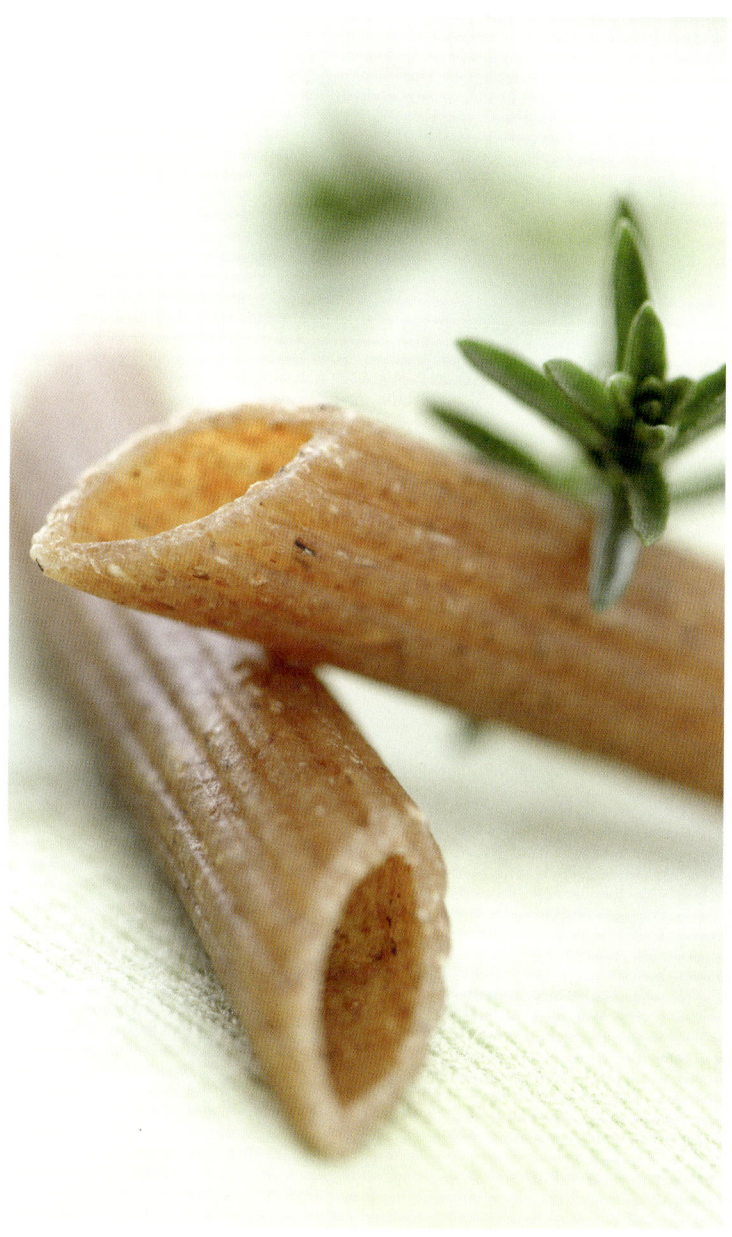

Vollkornnudeln
sind besser als
„helle" Nudeln.

LEBENSMITTEL	kcal/100 g	HINWEIS
Sprossen, Alfalfa	31	Keine BE-Berechnung vitamin- und mineralstoffreich, sehr gesund
Bohnen, weiß	262	Keine BE-Berechnung, ballaststoffreich, sehr gesund
Erbsen	269	Keine BE-Berechnung, ballaststoffreich, sehr gesund
Linsen	315	Keine BE-Berechnung, ballaststoffreich, sehr gesund
Sojabohnen	323	Keine BE-Berechnung, ballaststoffreich, sehr gesund
Tofu	85	Keine BE-Berechnung, Fleischersatz

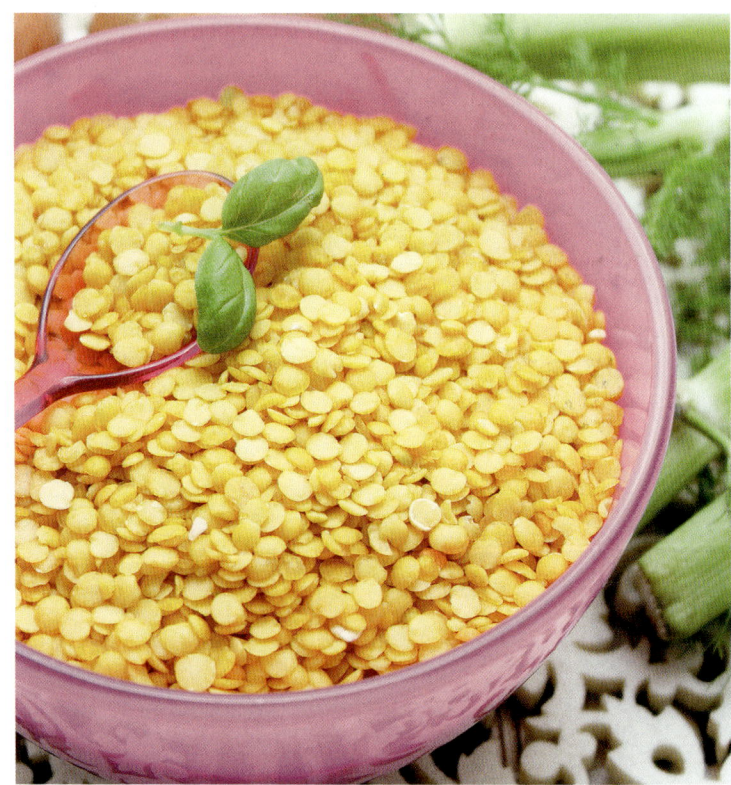

Einmal in der Woche sollten Diabetiker Hülsenfrüchte essen.

Nüsse und Samen

Nüsse und Samen enthalten reichlich Fett, Kalorien und fettlösliche Vitamine. Nüsse in kleinen Mengen sind herzgesund – in großer Menge fördern sie die Entstehung von Übergewicht. Die Blutzuckersteigerung durch Nüsse und Samen ist minimal und durch den hohen Fettgehalt zudem verlangsamt. Alle Diabetiker sollten täglich eine Handvoll Nüsse essen. Studien zeigen, dass dies nicht zu Übergewicht führt und den Stoffwechsel optimiert. Nüsse und Samen im Brot, Müsli oder Kuchen sind unbedenklich. Typ-1-Diabetiker müssen Nüsse und Samen nicht nach BE berechnen.

LEBENSMITTEL	kcal/100 g	HINWEIS
Cashewnuss	569	Keine BE-Berechnung, fettreich
Erdnuss, geröstet	588	Keine BE-Berechnung, fettreich
Esskastanien	196	Keine BE-Berechnung, fettreich
Haselnuss	647	Keine BE-Berechnung, fettreich
Kokosnuss	363	Keine BE-Berechnung, fettreich
Kokosraspeln	606	Keine BE-Berechnung, fettreich
Kokosmilch	9	Keine BE-Berechnung, sehr kalorienarm
Leinsamen	398	Keine BE-Berechnung, fettreich
Mandeln	577	Keine BE-Berechnung, fettreich
Mohn	466	Keine BE-Berechnung, fettreich
Macadamianuss	687	Keine BE-Berechnung, fettreich
Paranuss	673	Keine BE-Berechnung, fettreich
Pekannuss	703	Keine BE-Berechnung, fettreich
Pinienkerne	674	Keine BE-Berechnung, fettreich
Pistazienkerne	618	Keine BE-Berechnung, fettreich
Sesamsamen	562	Keine BE-Berechnung, fettreich
Sonnenblumenkerne	580	Keine BE-Berechnung, fettreich
Walnuss	666	Keine BE-Berechnung, fettreich

Gemüse, Pilze, Kartoffeln und Kartoffelprodukte

Gemüse, Pilze und Kartoffeln sind vitamin- und mineralstoff-reich. Viele Gemüsesorten enthalten reichlich Ballaststoffe. Kartoffeln enthalten reichlich Kohlenhydrate. Außerdem enthalten pflanzliche Produkte reichlich sekundäre Pflanzenstoffe. Gemüse hat in der Regel einen sehr niedrigen Glykämischen Index. Wer abnehmen möchte, sollte sich an Gemüse und Salaten – mit fettarmem Dressing – satt essen. Übergewichtige Typ-2-Diabetiker sollten täglich mindestens zwei große Gemüseportionen und eine Kartoffelportion essen. Eine Salatportion sollte 125 g wiegen (Blattsalate mindestens 40 g). Für eine Kartoffelportion sollten drei eigroße Kartoffeln eingeplant werden. Typ-1-Diabetiker müssen Gemüse, Salate und Pilze nicht nach BE berechnen. Dies gilt auch für Mohrrüben, Rote Bete oder Mais. Kartoffeln hingegen werden nach BE berechnet. Diabetiker sollten möglichst immer Pellkartoffeln mit Schale essen.

Für Diabetiker sind Pellkartoffeln mit Schale ideal.

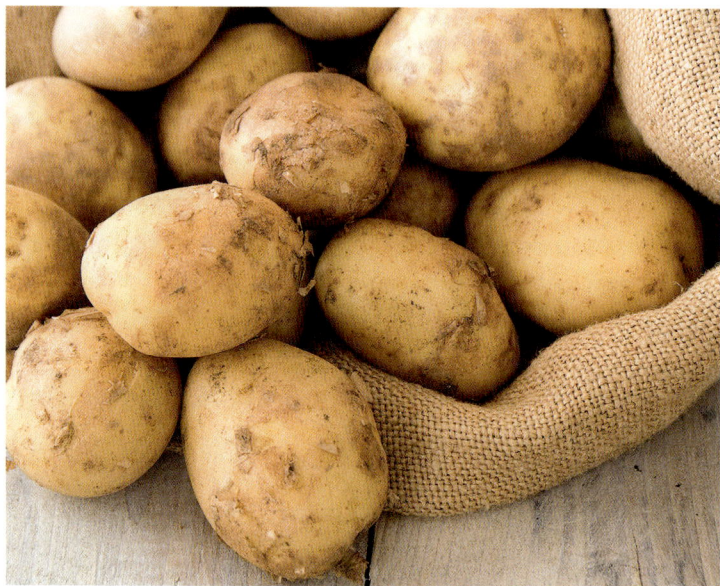

LEBENSMITTEL	1 BE ENTSPRICHT	kcal/BE	HINWEIS
Gemüse, Pilze, alle Sorten		10 bis 40	Alle Sorten werden nicht nach BE berechnet, sind fett- und kalorienarm
Kartoffeln	80 g	55	Pellkartoffeln bevorzugen
Kartoffelchips	30 g	160	Fettreich
Kartoffelbrei	100 g	84	Rasche Blutzuckersteigerung
Kartoffelklöße	50 g	55	
Kartoffelkroketten	50 g	112	Fettreich, besser im Backofen zubereiten
Kartoffelpuffer	84 g	131	Fettreich
Rhabarber	855 g	111	Keine BE-Berechung
Pommes frites, verzehrsfertig	35 g	95	Fettreich, besser im Backofen zubereiten

Obst

Obst ist relativ reich an Kohlenhydraten, insbesondere Ballaststoffen. Obst enthält reichlich Vitamine, Mineralstoffe und sekundäre Pflanzenstoffe. Mehr Obst bedeutet mehr Gesundheit und eine schlanke Linie. Die enthaltenen Ballaststoffe sorgen für eine relativ langsame Blutzuckersteigerung. Je weniger verarbeitet Obst ist, desto milder ist die Blutzuckersteigerung. Im Rahmen einer gemischten Mahlzeit (Obst mit Brot und/oder Milchprodukten) verzögert sich die Blutzuckersteigerung weiter. Obstsaft als Getränk ist für Diabetiker eher zur Unterzuckerungsbekämpfung geeignet, da die Blutzuckersteigerung durch Saft extrem rasch geschieht und mit der Wirkung von Traubenzucker vergleichbar ist. Diabetiker dürfen alle Obstsorten essen. Über-

> **!**
>
> Diabetiker dürfen
> alle Obstsorten
> essen.

gewichtige Typ-2-Diabetiker sollten täglich mindestens zwei Obstportionen essen. Eine Obstportion sollte mindestens 130 g wiegen. Für Typ-1-Diabetiker ist wichtig, dass Obst nach BE berechnet wird. Rhabarber ist ein Gemüse und wird nicht nach BE berechnet.

LEBENSMITTEL	1 BE ENTSPRICHT	kcal/BE	HINWEIS
Ananas	95 g	55	
Ananassaft	100 ml	55	
Apfel, ungeschält	105 g	55	
Apfel, getrocknet	20 g	55	
Apfelmus, ohne Zucker	65 g	50	
Apfelsaft	105 ml	60	
Apfelsine/Orange	145 g	60	
Apfelsinensaft	130 ml	60	
Aprikosen	140 g	60	
Aprikosen, getrocknet	25 g	60	
Avocado	3000 g	6630	Keine BE-Berechnung, fettreich
Banane	55 g	55	
Banane, getrocknet	15 g	52	
Birne	95 g	55	
Brombeere	195 g	85	
Datteln, getrocknet	18 g	50	
Erdbeere	220 g	70	
Feige, roh	95 g	55	
Feige, getrocknet	20 g	55	
Grapefruit/Pampelmuse	135 g	60	
Grapefruitsaft	165 ml	60	

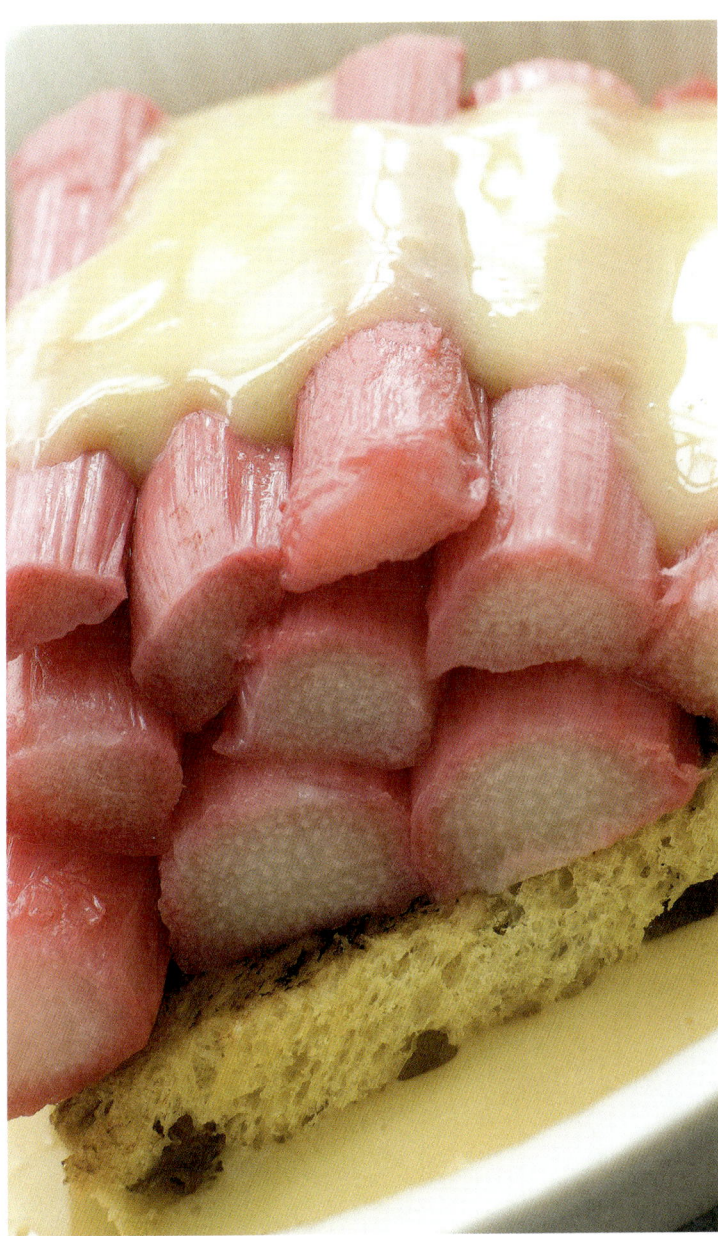

Rhabarber zählt zum Gemüse und wird nicht nach BE berechnet.

LEBENSMITTEL	1 BE ENTSPRICHT	kcal/BE	HINWEIS
Heidelbeeren	65 g	50	
Himbeeren	250 g	85	
Honigmelone	95 g	50	
Johannisbeeren, rot	245 g	80	
Johannisbeeren, schwarz	195 g	75	
Johannisbeeren, weiß	180 g	55	
Kaki	75 g	50	
Kirschen, süß	90 g	55	
Kirschen, sauer	120 g	65	
Kiwi	130 g	65	
Litschi	70 g	55	
Mandarinen	120 g	55	
Mandarinensaft	125 ml	60	
Mango	95 g	55	
Melone, grün	225 g	55	
Mirabellen	80 g	55	
Nektarine	95 g	50	
Oliven, grün	665 g	885	Keine BE-Berechnung, fettreich
Oliven, schwarz	245 g	860	Keine BE-Berechnung, fettreich
Papaya	500 g	65	Keine BE-Berechnung
Passionsfrucht/Maracuja	125 g	80	
Pfirsich	130 g	55	
Pflaumen	120 g	60	
Pflaumen, getrocknet	25 g	55	
Preiselbeeren	195 g	70	
Quitten	165 g	60	

LEBENSMITTEL	1 BE ENTSPRICHT	kcal/BE	HINWEIS
Renekloden	100 g	55	
Rosinen	19 g	50	
Stachelbeeren	170 g	65	
Wassermelone	145 g	55	
Weintrauben	80 g	55	
Weintraubensaft	70 ml	50	
Zitronen	375 g	135	Keine BE-Berechnung
Zitronensaft	500 ml	135	Keine BE-Berechnung

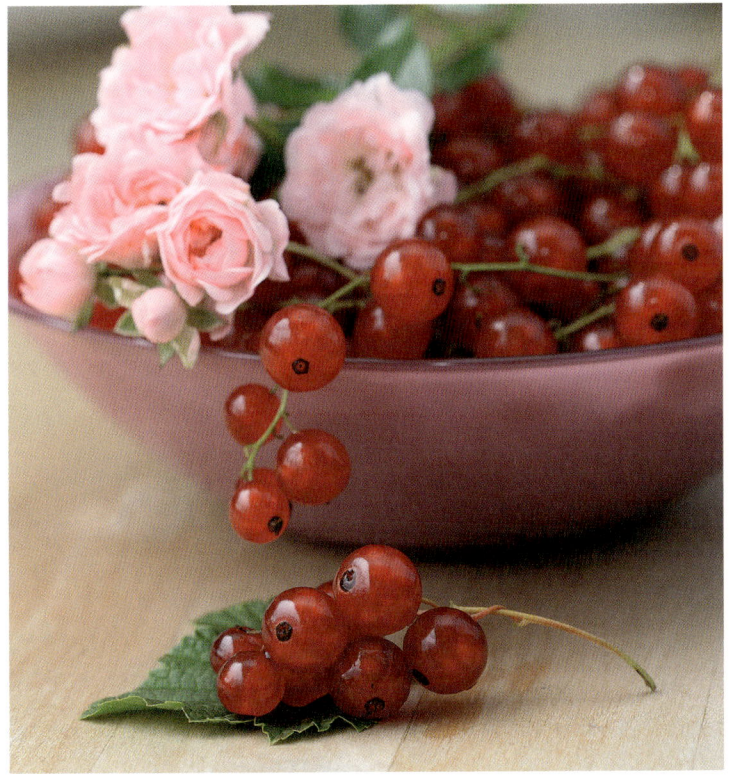

Rote Johannisbeeren haben mehr Kalorien pro BE als weiße.

Sonstiges

LEBENSMITTEL	1 BE ENTSPRICHT	KCAL/BE	HINWEIS
Gelatine			Keine BE-Berechnung
Hefe	110 g	105	Keine BE-Berechnung
Kakaopulver	70 g	190	Keine BE-Berechnung
Puddingpulver (o. Zucker)	15 g	50	BE-Berechnung
Soßenbinder	15 g	55	Besser Gemüse oder pflanzliche Bindemittel (z. B. Nestargel, Biobin)

Diätetische Lebensmittel

Zu den diätetischen Lebensmitteln, die zur Ernährung bei Diabetes mellitus im Rahmen eines Diätplanes geeignet sind, gehören unter anderem Süßstoffe, Zuckeraustauschstoffe sowie damit hergestellte Konfitüren, Limonaden, Cola-Getränke, Süßwaren und Fertigprodukte. Süßstoffe sind kalorienfrei und werden daher auch nicht nach BE berechnet. Süßstoffe sind gesundheitlich unbedenklich und haben keine negativen Auswirkungen auf den Körper. Zuckeraustauschstoffe (beispielsweise Sorbit, Maltit, Mannit, Isomalt, Lactit oder Xylit) sind kaum verdaulich und führen oftmals zu Magen-Darm-Beschwerden. Sie müssen nicht nach BE berechnet werden. Fruchtzucker hingegen sollte in größeren Mengen (ab 20 g) nach BE berechnet werden (1 BE entspricht 12 g Fruchtzucker). Eine Vielzahl von diätetischen Lebensmitteln ist überflüssig und teuer. Wichtig ist aber, dass diätetische Lebensmittel, die für Diabetiker geeignet sind, eine langsamere Blutzuckersteigerung hervorrufen als herkömmliche, mit Zucker gesüßte, Lebensmittel. Übergewichtige Typ-2-Diabetiker müssen bei diätetischen Lebensmitteln den Kaloriengehalt beachten und Typ-1-Diabetiker müssen sie nach BE berechnen.

Alkoholische Getränke

Alkoholische Getränke können den Organismus schädigen und abhängig machen. Positive Wirkungen können alkoholischen Getränken nicht zugeschrieben werden, sofern täglich mehr als 10 Gramm Alkohol (entspricht ungefähr einem Glas Wein oder einem Glas Bier) aufgenommen werden. Alkoholische Getränke können Hypoglykämien hervorrufen. Dies kann insbesondere bei insulinpflichtigen Diabetikern oder Diabetikern, die unter einer Therapie mit Sulfonylharnstoffen stehen, gefährlich sein. Übergewichtige Typ-2-Diabetiker sollten beachten, dass alkoholische Getränke einen hohen Energiegehalt haben. Für Typ-1-Diabetiker ist wichtig, dass alkoholische Getränke nicht nach BE berechnet werden.

Bewegung: Die Bedeutung von körperlicher Aktivität

Als wesentliche Ursache für die Entstehung von Übergewicht und ernährungsbedingten Stoffwechselstörungen wie Diabetes mellitus Typ 2 gilt neben einer falschen Ernährung der Bewegungsmangel. Deshalb ist es so wichtig, besonders während einer Gewichtsabnahme auch den Körper zu trainieren. Regelmäßige Bewegung sollten Sie daher grundsätzlich in Ihren Alltag einplanen. Denn Sport im Allgemeinen erhöht die Gewichtsabnahme durch effektive Fettverbrennung und Stärkung der Muskulatur. Bei körperlicher Aktivität steigt die Thermogenese, und Wärmeproduktion verbraucht viel Energie. Außerdem regen Bewegung und Sport den Stoffwechsel an – das wirkt sich wiederum stabilisierend auf Ihren Diabetes aus. Beginnen Sie sofort mit körperlicher Aktivität – es ist nie zu spät, etwas für Ihre Figur und die Gesundheit zu tun!

!

Planen Sie regelmäßige Bewegung am besten grundsätzlich in Ihren Alltag ein.

Aber auch Typ-1-Diabetiker profitieren von mehr Alltagsbewegung und regelmäßiger sportlicher Aktivität. Das Insulin wirkt besser und der gesamte Organismus wird entlastet.

So ist der Einstieg in den Sport ganz einfach:
- Regelmäßigkeit ist ganz wichtig! Wenn Sie feste, regelmäßige Termine für Ihre sportliche Aktivität einplanen, wird Ihnen das Training immer leichter fallen.
- Ziel ist es nicht, sich völlig zu verausgaben. Weniger ist mehr, denn die Fettverbrennung funktioniert nicht, wenn Sie bis zum Anschlag trainieren.
- Verabreden Sie sich mit Freunden und Freundinnen. So macht es mehr Spaß und Sie setzen Ihre guten Vorsätze konsequenter um.
- Betreiben Sie nur Sportarten, die Ihnen Spaß machen. Wenn Sie sich beim Joggen nur quälen, werden Sie das nicht lange durchhalten. Und dann ist der Frust groß!

Zu zweit macht Sport mehr Spaß als alleine.

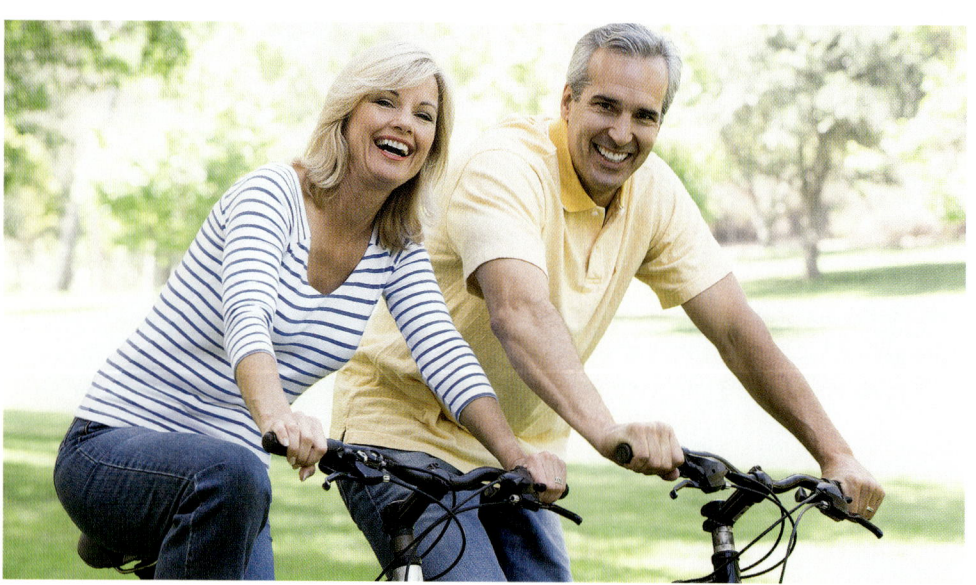

Kampf dem Fettgewebe

Mit Sport können Sie also dem Fettgewebe den Kampf ansagen. Durch welche Sportart Sie wie viel Gramm Fett abbauen können, sehen Sie in unten stehender Tabelle. Die Angaben sind für einen 70 Kilogramm schweren Erwachsenen berechnet. Um also ein Kilogramm Fettgewebe abzubauen, sind elf Stunden Skilanglaufen oder 19 Stunden Walzertanzen nötig. Vor diesem Hintergrund ist es leicht verständlich, warum alle sinnvollen Ernährungsprogramme auch tägliche Bewegung einschließen.

> **!**
>
> Ein muskulöser Körper verbrennt mehr Fett.

Energieverbrauch durch körperliche Aktivität

SPORTART	ENERGIEVERBRAUCH (kcal) PRO 30 MINUTEN	FETTABBAU IN g
Gehen, langsam	88	13
Gehen, rasch	100	14
Radfahren, langsam	125	19
Wandern	130	19
Reiten, Trab	147	21
Schwimmen	155	22
Tanzen, Foxtrott	155	22
Tischtennis	158	23
Tennis	180	23
Tanzen, Walzer	180	26
Radfahren, moderat	190	27
Gymnastik, Aerobic	235	34
Turnen	280	40
Radfahren, rasch	305	44
Skilanglauf	315	45
Rudern	128–325	18–46
Fechten	290–325	41–46
Dauerlaufen, Joggen und Walken	280–360	48–51

!

Sport verbrennt Energie, erhöht das HDL-Cholesterin, senkt den Insulinbedarf, reduziert die Insulinresistenz und baut Muskeln auf.

!

Leider ist es kaum möglich, nur durch Bewegung abzunehmen.

Wenn Sie jeden Tag ein Jahr lang eine halbe Stunde wandern, verlieren Sie keine Muskulatur, vermeiden den Jo-Jo-Effekt und bauen sieben Kilogramm Fettgewebe ab. Gleichzeitig straffen Sie Ihr Gewebe und verbessern Ihre Silhouette. Aus diesem kleinen Beispiel können Sie sehen, dass sich Bewegung auch dauerhaft lohnt – für Ihre Gesundheit und Ihre Figur.

Unsere Muskeln sind sozusagen die Hochöfen des Körpers, die den ganzen Tag mit reichlich Energie versorgt werden müssen. Muskeln verbrauchen auch bei Ruhe mehr Energie als Fett- oder Gehirnzellen. Zudem brennen Muskelzellen nach dem Sport nach. Wenn in einer halben Stunde Schwimmen 350 Kilokalorien verbraucht werden, ist davon auszugehen, dass in der Nachfolgezeit auch bei Ruhe ein weiterer Energieverbrauch in der gleichen Menge erfolgt.

Eine Gewichtsreduktion nur durch Bewegungssteigerung ist schwierig. Dafür müsste die Bewegungsintensität schon auf täglich ein bis zwei Stunden gesteigert werden, um wöchentlich ein Kilogramm Fettgewebe abzubauen. Eine Diät ohne Sport ist aber wenig Erfolg versprechend, da die nicht geforderten Muskeln leichter abgebaut werden. Daher gehört zu jedem Ernährungsprogramm auch ein Bewegungsprogramm.

Im Rahmen einer Reduktionskost sollten Sie jeden zweiten Tag mindestens 30 Minuten Ausdauersport betreiben. Aber erwarten Sie nicht, dass Sie nach einer Stunde Sport ein Kilogramm Fettgewebe abgebaut haben – so schnell geht das natürlich nicht. Und essen Sie nicht so viel nach dem Sport, sonst bleibt der Effekt natürlich weitgehend aus.

Nordic Walking kurbelt die Fettverbrennung an

Ideal zum Abnehmen und Fitwerden ist die aus Finnland stammende Sportart Nordic Walking. Es ist effektiver als Joggen, schont die Gelenke, bringt Abwechslung und lässt sich auch gut in der Gruppe durchführen. Nordic Walking steigert durch den

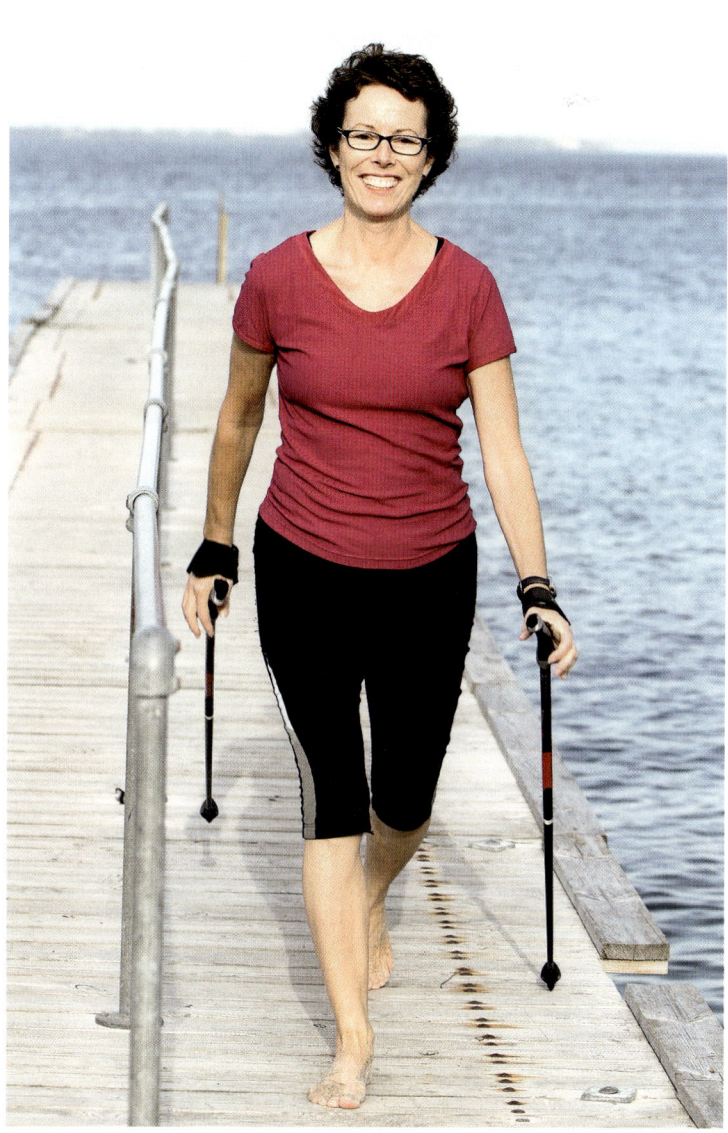

Durch den Einsatz der Stöcke verbrennen Sie mehr Kalorien und trainieren viel mehr Muskeln als beim normalen Walking.

Einsatz der Stöcke den Kalorienverbrauch im Vergleich zum normalen Walken um über 40 Prozent. Durch den gesamten Körpereinsatz können sich Verspannungen im Nacken- und Schulterbereich lösen und die Körpermuskulatur wird gestärkt. Herz- und Kreislauffunktion werden trainiert, die Blutfettwerte gesenkt. Die regelmäßige Bewegung an der frischen Luft sorgt für genügend Sauerstoffzufuhr und bringt Ihre Körperabwehr in Schwung.

Trainieren, aber richtig!

Der Organismus kann das Fettgewebe durch Bewegung nur verbrennen, wenn ausreichend Sauerstoff zur Verfügung steht. Das ist immer dann der Fall, wenn die Pulsfrequenz nicht zu hoch ist. Denn die Pulsfrequenz entscheidet, ob Fett abgebaut wird oder nicht. Untersuchungen haben ergeben, dass der Fettabbau besonders effektiv ist, wenn der Puls nur leicht erhöht wird. Man spricht dann vom aeroben Training.

!

Es ist effektiver, bei nur leicht erhöhtem Puls zu trainieren.

Daher ist es sinnvoller, eine Stunde zu wandern, als eine Stunde im Fitnesscenter unter Höchstbelastung Gewichte zu stemmen. Die Pulsfrequenz sollte zwischen 120 und 130 pro Minute liegen, um eine optimale Fettverbrennung zu gewährleisten. Gleichzeitig ist es erforderlich, mindestens 20 Minuten lang diese Frequenz zu halten.

Die optimale Pulsfrequenz beim Sport (Schläge/min.)

ALTER / RUHEPULS	UNTER 30	30–39	40–49	50–59	60–69	ÜBER 70
unter 50	130	130	125	120	115	110
50–59	130	130	125	115	115	110
60–69	135	130	130	125	120	115
70–79	135	135	130	125	120	115
80–89	140	135	130	125	120	115
über 90	140	140	135	130	125	120

Sport treiben und fit bleiben tut gerade dem Gewebe gut. Bei täglicher Bewegung wird die Muskulatur gestärkt und das Gewebe gestrafft. Achten Sie genau auf Ihre Pulsfrequenz, kaufen Sie sich gegebenenfalls eine Pulsuhr. Diese gibt es heute preiswert in Sportfachgeschäften. Ist die Pulsfrequenz zu gering, verbrennen Sie kaum Fett und kräftigen die Muskeln nicht. Ist sie zu hoch, schaltet der Stoffwechsel um und verbrennt ebenfalls kein Fett. Also nur der richtige Puls führt zu Fitness und Fettabbau!

Übrigens: Die Muskulatur zu trainieren ist immer gut! Sie müssen keine Angst haben, dass dadurch etwa Ihre Oberschenkel dicker werden. Die Muskelzellen sind viel kleiner als Fettzellen. Wandelt sich also Fett sozusagen in Muskulatur um oder schmilzt Fett und Muskeln werden aufgebaut, nimmt der Beinumfang ab und die Attraktivität zu. Besonders gut sind die Effekte, wenn Sie

Tipps für mehr Bewegung im Alltag
- Legen Sie die Fernbedienung zur Seite und stehen Sie auf, um das Fernsehprogramm zu wechseln.
- Laufen Sie die Treppe hoch und verzichten Sie auf Rolltreppen und Fahrstühle. Das sorgt für stramme Waden und bringt den Kreislauf in Schwung.
- Parken Sie nicht direkt vor Ihrer Arbeitsstelle, sondern etwas weiter weg – da ist das „Walken" gleich inbegriffen.
- Bewegen Sie sich auch im Büro mehr: Benutzen Sie die Toilette eine Etage darüber oder sprechen Sie direkt mit Ihren Kollegen, anstatt ihnen E-Mails zu schicken. Stehen Sie beim Telefonieren auf.
- Machen Sie zweimal täglich kurze Dehnungsübungen.
- Nehmen Sie öfter das Fahrrad zum Einkaufen und lassen Sie das Auto stehen. Auch Tütenschleppen verbraucht Energie!
- Machen Sie täglich einen Spaziergang von 30 Minuten. Sie können diese Bewegung etwa mit einem Gang zum Postkasten, Einkaufen o. Ä. verbinden.

jeden zweiten Tag 30 bis 45 Minuten Sport betreiben. Wichtig ist es, den Sport alle 15 Minuten zu unterbrechen und sich eine Pause von 5 bis 10 Minuten zu gönnen und dabei ein Glas magnesiumreiches Mineralwasser zu trinken.

Übungen für Bauch, Beine und Po

1. Legen Sie sich auf den Bauch, Gesicht nach unten auf die Handrücken. Spannen Sie den Bauch langsam an, ohne die Pomuskulatur zusammenzuziehen. Der Bauch löst sich etwas von der Unterlage, der Rücken bleibt gerade. Atmen Sie ruhig weiter, während Sie die Spannung so lange wie möglich halten. Diese Übung 20- bis 30-mal wiederholen.

2. Legen Sie sich auf die rechte Seite, der Kopf auf dem rechten Arm. Stützen Sie sich mit dem linken Arm vor Ihrem Oberkörper ab. Heben Sie Ihr linkes Bein etwas an. Ziehen Sie nun das rechte Bein zum linken hoch, bis sich die Füße berühren, und halten Sie beide Beine fünf Sekunden in der Luft. Wiederholen Sie die Übung 15-mal pro Bein.

3. Für eine straffe Gesäßmuskulatur spannen Sie die Pomuskulatur an, wo immer es möglich ist: an der Bushaltestelle im Stehen oder beim Liegen auf dem Sofa. Halten Sie die Spannung, so fest und so lange es geht. Achten Sie dabei auf eine normale Atmung.

Entspannung: Für Diabetiker besonders wichtig

Stress und Hektik machen krank

Wissenschaftliche Studien beweisen, dass Stress den Blutzuckerspiegel verschlechtert und Entspannung die Gewichtsreduktion erleichtert. Alle Diabetiker brauchen mehr Entspannung für gute Blutzuckerwerte und eine schlanke Linie. Psychische Belastungen können auf Diabetiker unterschiedliche Auswirkungen haben. Bei Typ-1-Diabetikern können sie zu einem Anstieg, aber auch zu einem Abfall des Blutzuckerspiegels führen. Bei Typ-2-Diabetikern führt Stress im Allgemeinen zu einem Anstieg des Blutzuckerspiegels.

Seelische Belastungen und Stress können sich auch indirekt auf Ihren Blutzuckerspiegel auswirken. So führt Stress möglicherweise dazu, dass Sie Ihr Diabetesprogramm nicht mit der Regelmäßigkeit einhalten, die erforderlich ist, um Ihren Blutzuckerspiegel unter Kontrolle zu halten. Wenn Sie sich einmal „so richtig gestresst" fühlen, bewegen Sie sich mehr oder weniger als sonst, essen Sie mehr oder weniger als sonst oder ungesünder, kontrollieren Sie vielleicht Ihren Blutzuckerspiegel nicht so oft, wie Sie sollten oder Sie vergessen, Ihre Diabetesmedikamente einzunehmen bzw. Ihre Insulininjektionen vorzunehmen.

> **!**
> Körperliche und seelische Belastungen können sich auf den Blutzuckerspiegel auswirken.

Diabetiker, die zusätzlich zu ihrem Diabetes noch unter Stress leiden, gehen ein sehr hohes Risiko für ihre Gesundheit ein. Menschen mit Diabetes haben gegenüber Menschen ohne Diabetes außerdem ein etwa doppelt so hohes Risiko, an einer Depression zu erkranken. Frauen erkranken häufiger an einer Depression als Männer. Aus diesen Gründen sollten Sie unbedingt versuchen, neben regelmäßiger körperlicher Bewegung eine zielgerichtete Entspannung zu erlernen und sich dabei ärztlich und gegebenenfalls psychologisch beraten lassen.

Wer regelmäßig
entspannt, der
gewinnt am Ende
Zeit.

Viele Menschen wünschen sich eine tiefe Entspannung, die sie ein Stückchen aus ihrem Alltag herausnimmt, statt Entspannung in ihren Alltag hineinzulassen. Entspannung bedeutet für viele, eine Technik zu beherrschen, die ihren Alltagsstress wie von selbst reduziert. Ganz so einfach ist es mit der Entspannung nicht. Wie beim Sport, wo ein einmaliges 30-minütiges Laufen keinen Marathonläufer aus Ihnen macht, braucht auch Entspannung Ausdauer, Regelmäßigkeit, Geduld und auch Zeit. Jedoch ist diese Zeit nicht fehlinvestiert. Wer regelmäßig bewusst und zielgerichtet entspannt, der gewinnt Zeit, Gesundheit und somit Lebensqualität. Wer gezielt und ohne Stress abnehmen möchte, sollte autogenes Training erlernen.

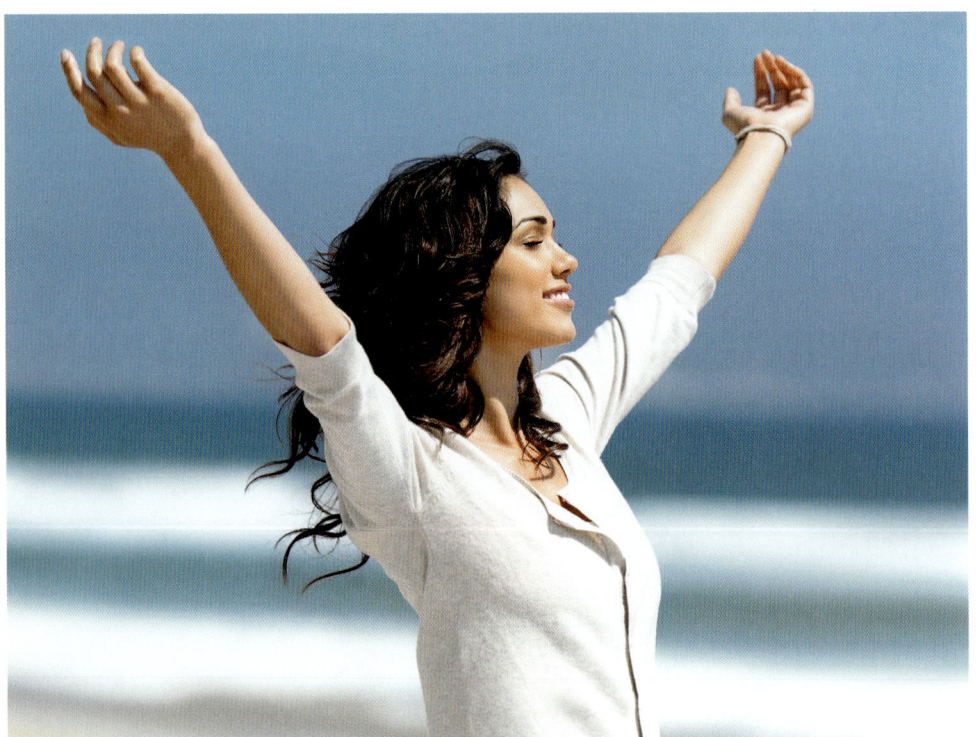

Typische körperliche Warnsignale für zu viel Anspannung und Stress sind:
- dauernde Magen- und Darmbeschwerden,
- Atemschwere,
- flache und schnelle Atmung,
- Schweißausbrüche,
- schnelle Ermüdung,
- Schlafstörungen,
- Verspannungen, vor allem im Rücken-, Nacken- und Schulterbereich,
- regelmäßige Kopfschmerzen.

Wenden Sie anfänglich Entspannung als Technik an, aber lassen Sie es zu, dass sie mehr wird. Stellen Sie sich vor, wie es wäre, wenn mehr Entspannung in Ihrem Leben wäre. Wie würden Sie dann leben? Wie würden Sie mit sich umgehen? Wie mit anderen Menschen? Wie würden Sie arbeiten? Was und wie würden Sie essen?

Entspannungstechniken

Die folgenden Methoden können erlernt und eingesetzt werden, um allgemein, ganzheitlich und allumfassend Stress abzubauen. Gleichzeitig ist es ebenso möglich, diese Methoden gezielt einzusetzen, um an konkreten Stressoren und Problemen zu arbeiten, insbesondere auch hinsichtlich der Belastungen durch den Diabetes mellitus. Ziel ist es immer, die physiologische und emotionale Selbstregulation zu mobilisieren und zu fördern.

> **!**
> Durch Entspannung können Sie aktiv etwas gegen den Stressteufelskreis tun.

Autogenes Training (AT)

Beim autogenen Training handelt es sich um eine Form der konzentrierten, bewussten Selbstentspannung, die durch Übung perfektioniert werden kann. Durch formelhafte Sätze wie „meine

!

AT ist eine Form der Selbstentspannung.

Beine sind angenehm schwer" oder „mein Atem ist ruhig und gleichmäßig" wird die Muskulatur entspannt, Atem und Puls werden beruhigt. Durch regelmäßiges, tägliches Üben wird diese Wirkung verstärkt und auf den ganzen Körper übertragen. Mit ausreichender Übung wird schließlich in wenigen Minuten eine tiefe Entspannung erreicht.

Das autogene Training funktioniert über Selbstsuggestionen: Indem Sie sich auf einzelne Körperwahrnehmungen konzentrieren, lösen Sie diese gleichsam aus. Dies bedarf vieler und regelmäßiger Übung – daher das Wort Training. Sie arbeiten mit Ihrer eigenen inneren Stimme – daher das Wort autogen. Das bedeutet selbstverständlich nicht, dass Sie AT allein lernen müssen. In Gruppen führt Sie ein Gruppenleiter mit seiner Stimme durch die Übungen.

Es gibt viele Formen der Entspannung.

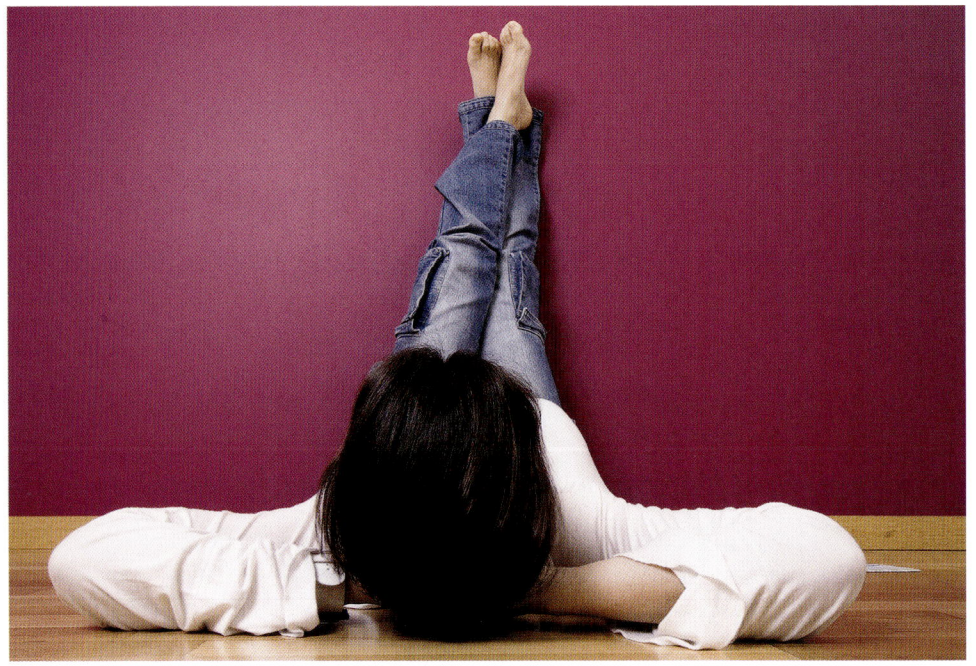

Übung

Legen Sie sich bequem auf eine Matte oder Decke. Vielleicht mögen Sie noch eine zweite Decke hinzunehmen, um sich damit zuzudecken. Spüren Sie, ob noch irgendetwas drückt oder umsortiert werden muss, sodass Sie gut liegen können. Dann schließen Sie Ihre Augen. Gehen Sie mit Ihrer Aufmerksamkeit auf Ihre Nasenspitze und wandern mit Ihrem Atem durch Ihre Nase, durch den Rachen, bis zu Ihrem Brustkorb, der sich gleichmäßig hebt und senkt.

Nun spüren Sie in Ihren rechten Arm hinein, wie er da so ruhig neben Ihnen liegt und sanft den Boden berührt. Schicken Sie Ihren Atem durch ihn hindurch: Durch Ihre rechte Schulter in den Oberarm, weiter in Ihren Unterarm bis zu Ihrer Hand. Spüren Sie Ihre Fingerspitzen?

Heben Sie nun Ihren rechten Arm ein kleines Stückchen vom Boden hoch und halten diese Spannung einen Moment. Sie merken, wie schwer Ihr Arm ist, was für ein enormes Gewicht Sie da immer mit sich herumtragen. Lassen Sie ihn nach wenigen Minuten wieder langsam nach unten sinken. Ganz langsam. Wie fühlt sich Ihr Arm jetzt an? Wandern Sie noch einmal mit Ihrer Aufmerksamkeit durch ihn hindurch und spüren Sie genau hin, wie angenehm entspannt er jetzt wieder neben Ihnen liegt.

Gehen Sie nun mit Ihrer Aufmerksamkeit zurück in Ihre rechte Schulter, hinüber über den Brustkorb zu Ihrer linken Schulter. Spüren Sie auch hier, wie Ihr linker Arm ruhig neben Ihnen liegt, wie er den Boden berührt. Schicken Sie Ihren Atem durch Ihre Schulter, in Ihren Oberarm, Ihren Unterarm entlang, über die Hand bis zu den Fingerspitzen. Heben Sie nun Ihren linken Arm ein Stückchen vom Boden hoch und halten Sie diese Spannung. Wie fühlt sich Ihr Arm an? Merken Sie, wie schwer er ist? Lassen Sie ihn nach einer Weile wieder ganz langsam hinunter auf den Boden sinken und legen ihn sanft ab. Spüren Sie durch ihn hindurch, wie er sich jetzt anfühlt. Und genießen Sie noch eine Zeit lang dieses warme Gefühl.

Nun atmen Sie bewusst tief ein und aus, spannen Ihre Hände mehrmals fest zur Faust, strecken sich und machen Ihre Augen wieder vorsichtig auf, um wieder ganz in Ihrer Wohnung zu sein. Richten Sie sich dann seitlich wieder auf.

Autogenes Training basiert auf beobachtbaren körperlichen Reaktionen und Abläufen. Diese körperlichen Abläufe bzw. Reaktionen sind alle physiologisch erklärbar und messbar. So beruhen die empfundene Schwere etwa auf der Muskelentspannung und die Wärme auf der Erweiterung der Blutgefäße. Sie sind keine Einbildungen, und es passiert auch keine Zauberei oder irgendetwas

Magisches oder Übernatürliches. Bei Übenden konnte zum Beispiel ein deutlicher Anstieg der Körpertemperatur gemessen werden.

Beim autogenen Training geht es um den Effekt einer Langzeitwirkung. Sicher, es wirkt selbstverständlich von Anfang an entspannend. Durch das Üben wird die Wirkung jedoch verstärkt, das Erreichen einer tiefen Entspannung trainiert und mit immer weniger Widerständen erreicht. Durch das AT wird nachhaltig Stress abgebaut und der Lerneffekt und die Wirkungen gehen auch über das Üben hinaus.

Atementspannung

!

Bewusste Atmung können wir beeinflussen und lenken.

Die Atmung ist ein automatischer Vorgang. Wenn wir sie uns bewusst machen, können wir sie beeinflussen und lenken. Durch eine gleichmäßige, tiefe und langsame Atmung werden unsere geistigen Kräfte, die Konzentrations- und Gedächtnisleistung angeregt. Das parasympathische Nervensystem, das für Ruhe, Entspannung und Regeneration zuständig ist, übernimmt die Kontrolle. Atementspannung ist ein effektives und überall einsetzbares Entspannungsmittel. Es gibt eine Vielzahl Übungen, die die Atmung in den Mittelpunkt stellen. Die einfachste ist sicher, einfach den eigenen Atem zu beobachten, ihn nicht zu beeinflussen und ihn so allmählich tief und ruhig werden zu lassen.

Durch Stress und Anspannung wird die Atmung flach und hektisch, sodass nicht genug Sauerstoff zur Verfügung steht. Wir fühlen uns gehetzt, werden übellaunig, reizbar, ängstlich. Jedoch merken wir den Unterschied meist erst im Vergleich, wenn wir besonders tief atmen. Zum Beispiel während und nach Ausdauersportarten füllen sich unsere Lungen tief mit frischer Luft, was sich gut anfühlt. Oder wenn wir lange in einem Zimmer grübelnd über Bücher verbracht haben und dann ein Fenster öffnen – die angenehme Wirkung ist schnell spürbar. Diese Wirkung können wir bewusst herbeiführen und uns nutzbar machen.

Übung

Setzen Sie sich in eine angenehme Sitzposition, Ihr Rücken sollte aufrecht sein, sodass Sie gut atmen können. Achten Sie darauf, dass Ihre Füße gut den Boden erreichen und Ihre Hände locker im Schoß liegen. Nun schließen Sie Ihre Augen und gehen mit Ihrer Aufmerksamkeit auf Ihre Nasenspitze. Achten Sie auf die frische Luft, die durch Ihre Nase einströmt. Wandern Sie mit Ihrer Aufmerksamkeit den Atemweg entlang und beobachten Sie, wie Ihre Lungenflügel sich ausdehnen sowie ruhig und gleichmäßig bewegen. Lassen Sie Ihre Atmung tief in Ihren Bauchraum strömen und sich in Ihrem Körper verteilen. Vielleicht spüren Sie sogar ein angenehmes Kribbeln in den Beinen. Beobachten Sie fünf Minuten Ihre Atmung, Ihr tiefes, bewusstes Einatmen und langsames, ruhiges Ausatmen.

Feldenkrais

Feldenkrais ist eine nach dem Physiker Moshé Feldenkrais benannte Methode, bei der Körperübungen im Mittelpunkt stehen. Mithilfe dieser Bewegungsanleitungen sollen persönliche Handlungsmuster erkannt, verändert und erweitert werden. Das Selbstbild des Übenden, das seine Handlungen bestimmt, wird verändert mit dem Ziel, die Elemente Bewegung, Sinnesempfindung, Gefühl und Denken zu verändern und zu entwickeln. Aufgrund des veränderten Selbstbildes sind nun neue, alternative Handlungsmuster möglich.

Massage

Die klassische Massage wird mit medizinischer Indikation angewandt, hauptsächlich um schmerzhafte Verspannungen durch Dehnungs-, Zug- und Druckreize zu lösen. Die entspannende Wirkung einer Massage erweitert sich von der behandelten Stelle über den gesamten Körper und bezieht die Psyche mit ein. Daher werden Massageübungen auch gern als Entspannungsmethoden genutzt. Auch allein gibt es Möglichkeiten der Massage – mithilfe von mit Körnern, Kernen oder Kastanien gefüllten Stoffsäckchen lässt sich gut der eigene Rücken massieren.

Meditation

Meditative Verfahren sind sehr vielfältig und haben ihren Ursprung in religiösen Übungen, die vor allem der Erweiterung des Bewusstseins dienen sollen. Auftretende Entspannungseffekte werden eher als Nebeneffekte betrachtet. In westlichen Ländern wird die Meditation jedoch auch als Entspannungstechnik emp-

Eine Massage entspannt.

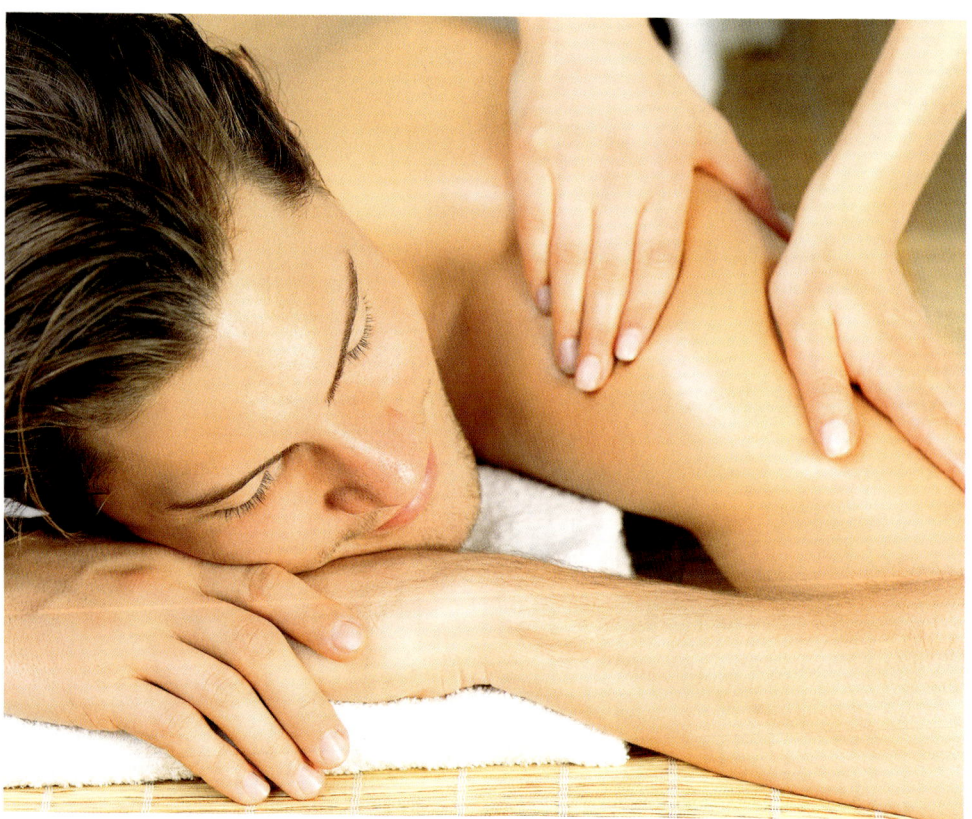

fohlen. Regelmäßig ausgeführt wirkt sie beruhigend, die Atmung wird vertieft, Muskelspannungen reduziert und die Herzschlagfrequenz verlangsamt.

Als eine gute Einstiegsübung in die Meditation hat sich die sogenannte Pendelübung bewährt. Während der Stille der Meditation gibt es zwei Störquellen, die uns ablenken und so verhindern, dass wir ganz in die Übung eintauchen können. Zum einen sind das unsere eigenen Gedanken und Grübeleien, zum anderen sind es Geräusche. Hinzu kommt dabei der Ärger über diese Störung. Bei der Pendelübung geht es darum, bewusst mit der vollen Aufmerksamkeit zu einer der beiden Störquellen zu gehen, sie wahrzunehmen und dann wieder zurück zu sich selbst zu kehren. Dies geschieht im Wechsel von etwa einer Minute. Sie müssen dafür nicht auf eine Uhr sehen – vertrauen Sie Ihrem Gefühl. Sie werden merken, dass Sie immer leichter bei sich sein können.

> **!**
>
> In westlichen Ländern wird Meditation als Entspannungstechnik empfohlen.

Übung

Setzen Sie sich für diese Übung in eine angenehme Position, in der Sie aufrecht sitzen können und beide Füße gut die Erde erreichen. Wählen Sie, bevor die Übung losgeht, eine der beiden Störquellen aus – also Ihre eigenen Gedanken oder die äußeren Geräusche. Dann schließen Sie Ihre Augen. Atmen Sie ein paar Mal tief und langsam ein und aus. Gehen Sie nun mit Ihrer Aufmerksamkeit zu Ihrer ausgewählten Störquelle. Vielleicht jagen bereits die ersten Gedanken durch den Kopf, oder Sie hören den Verkehrslärm, die Vögel draußen oder einen Hund bellen. Achten Sie voll und ganz auf diese Gedanken oder Geräusche. Halten Sie dabei Ihre Augen geschlossen.

Nach etwa einer Minute gehen Sie mit der gleichen ungeteilten Aufmerksamkeit zu sich selbst. Beobachten Sie Ihre Atmung und bleiben Sie für eine Minute ganz bei sich. Nun gehen Sie mit Ihrer Aufmerksamkeit wieder zu Ihrer Störquelle zurück.

Wechseln Sie fünfmal. Die letzte Station sollten Sie selbst sein. Verweilen Sie bei sich – gern länger als die eine Minute. Nun atmen Sie dreimal tief ein und aus und kommen wieder gut und bewusst in Ihre Wohnung zurück.

!

Die Progressive
Muskelentspan-
nung basiert auf
der Annahme einer
Wechselwirkung
zwischen mentalen
Prozessen und
muskulären
Veränderungen.

Progressive Muskelrelaxation

Die Progressive Muskelrelaxation bzw. -entspannung basiert auf der Annahme einer Wechselwirkung zwischen zentralnervösen, mentalen Prozessen und peripheren, muskulären Veränderungen. Durch gezieltes, bewusstes Anspannen einzelner Muskelgruppen, dem Halten dieser Spannung und dem anschließenden Entspannen der Muskeln wird eine tiefe Entspannung des ganzen Körpers erreicht. Nacheinander werden einzelne Muskelgruppen an- und entspannt. Aufgrund einer verbesserten Körperwahrnehmung können so die Muskelan- und -verspannungen unter das normale Niveau gesenkt werden. Mit regelmäßiger Übung lassen sich diese körperlichen, muskulären Entspannungen auch im Alltag herbeiführen. Die durch Stress verursachten Fehlhaltungen und Verspannungen lassen sich auf diese Weise deutlich mindern.

Yoga

In westlichen Ländern sind hauptsächlich die Körperübungen des Yogas bekannt. Sie werden unter dem Oberbegriff Hatha-Yoga zusammengefasst. Oft werden diese Übungen mit Meditations- und Atemübungen ergänzt, sodass sie Körper, Geist und Seele in Einklang bringen. Das Ziel sind innere Gelassenheit, Achtsamkeit und Vitalität. Seinen Ursprung findet Yoga in einer ganzheitlichen, philosophisch-religiösen indischen Lehre, die eine Vielzahl geistiger und körperlicher Übungen umfasst. Dabei unterscheidet sich der spirituelle Hintergrund des Yoga je nach Schule stark.

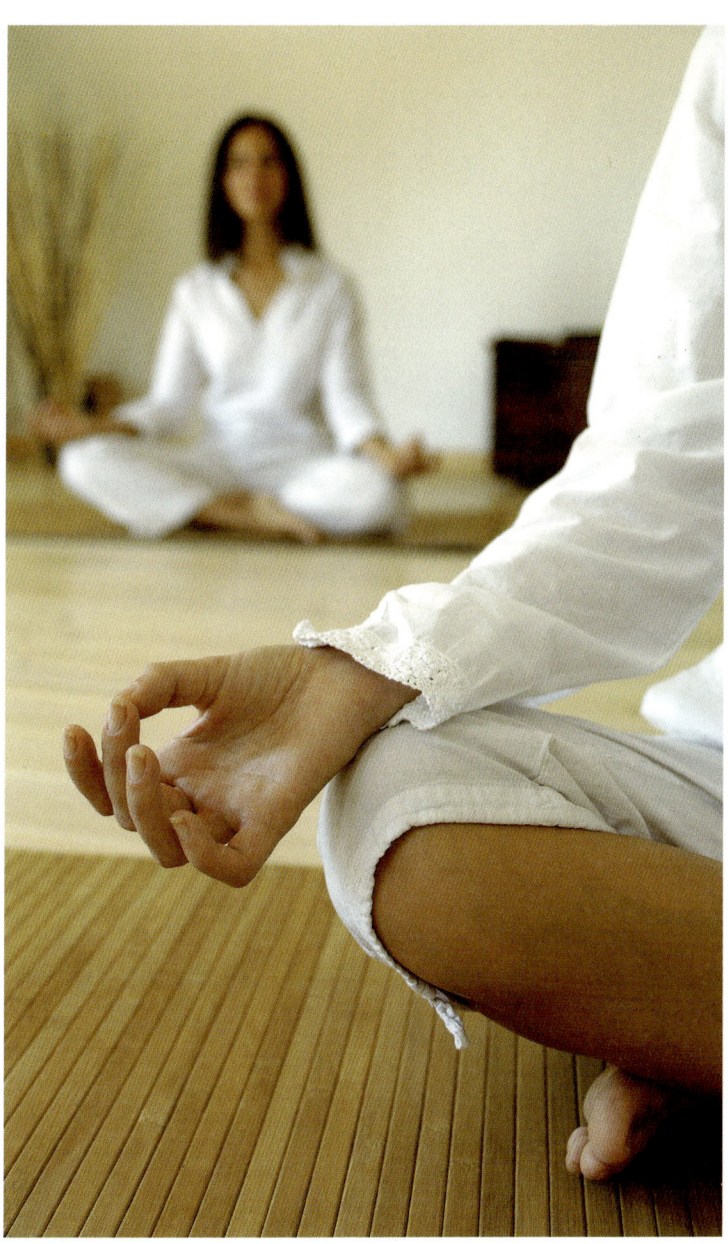

Durch Yoga werden Körper, Geist und Seele in Einklang gebracht.

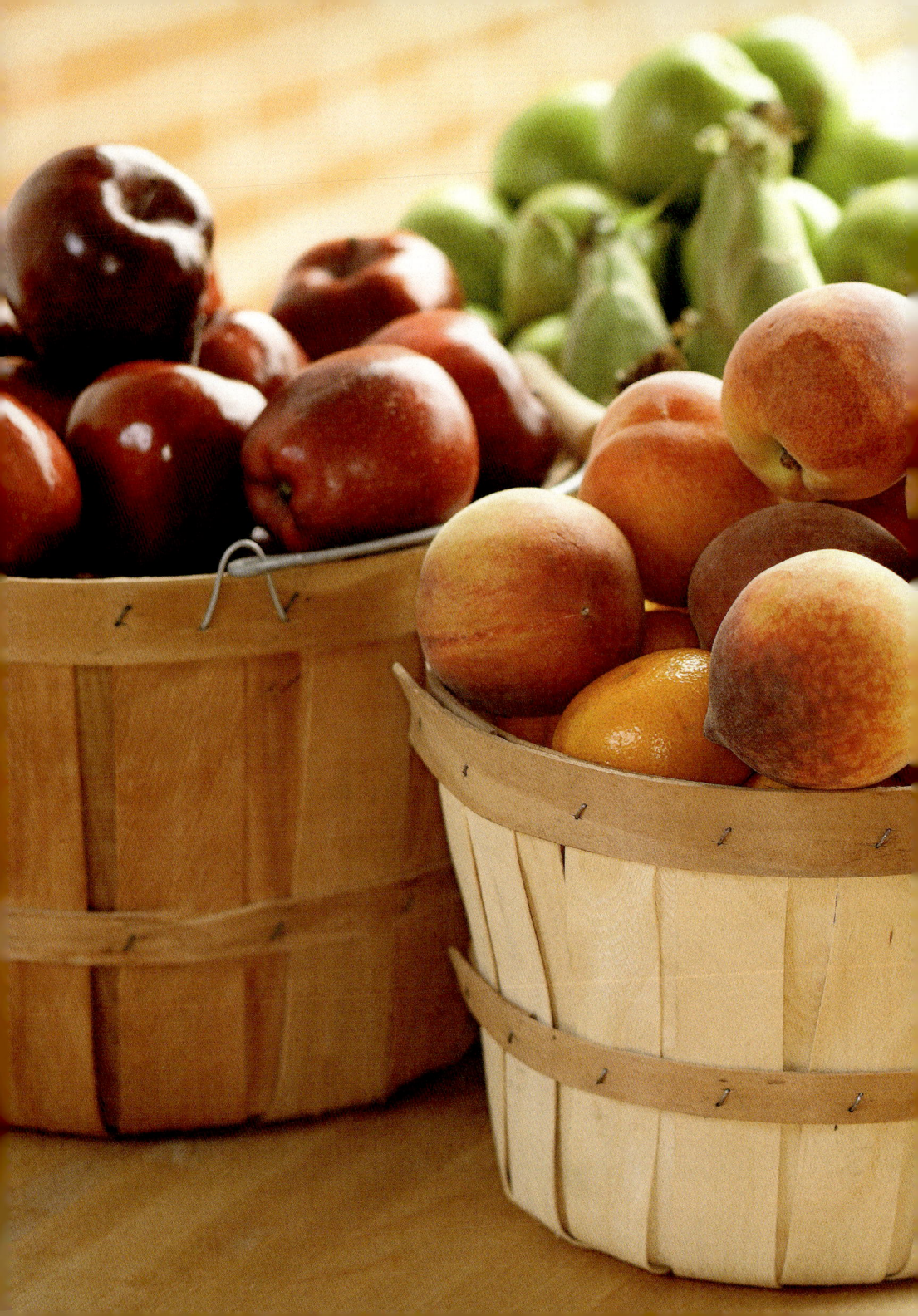

VITAMINE, VITAL-STOFFE & CO. IN DER DIABETESTHERAPIE

Die sogenannte orthomolekulare Medizin sieht sich als eine Ergänzung zur Schulmedizin und versucht in erster Linie, Wirkstoffmangel zu verhindern oder bereits vorhandene Defizite auszugleichen. Bei der Behandlung von Diabetes mellitus hat sie einen hohen präventiven Stellenwert.

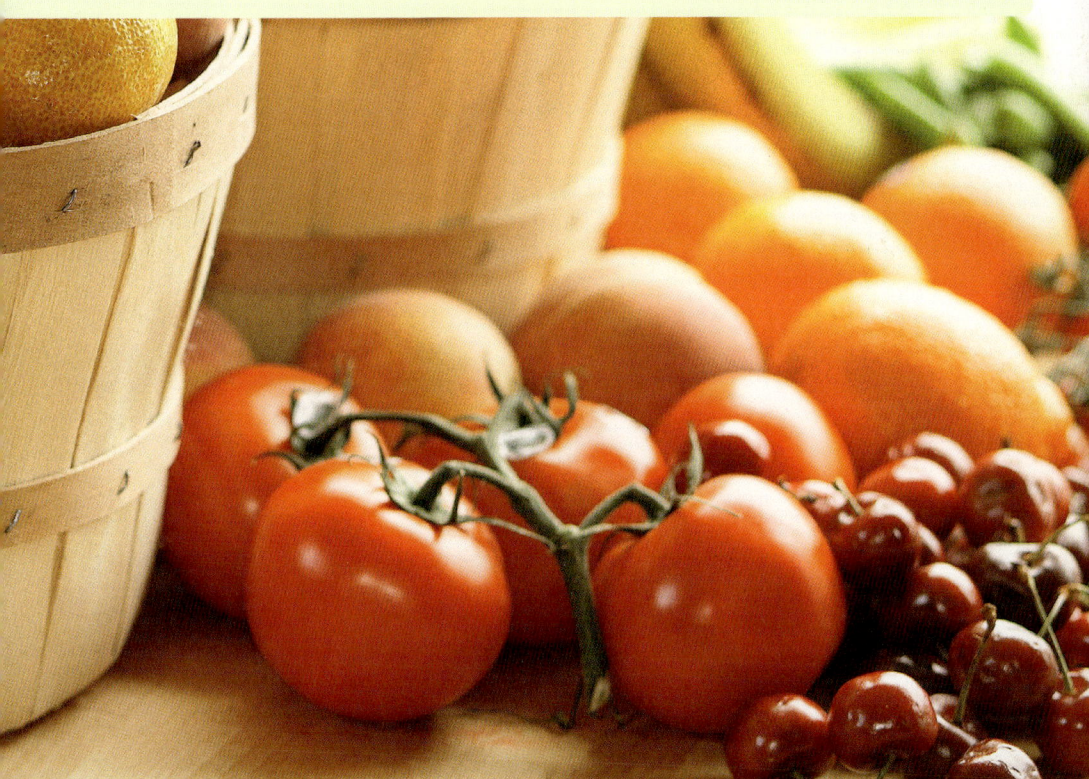

Mikronährstoffe in der Diabetestherapie

!

Diabetiker leiden vermehrt unter oxidativem Stress.

Durch ihren gestörten Zuckerstoffwechsel leiden Diabetiker vermehrt unter oxidativem Stress. Oxidativer Stress bedeutet, dass im Körper aggressive Sauerstoffverbindungen, sogenannte Freie Radikale gebildet werden, die die Zellen schädigen können – mit teilweise dramatischen Folgen.

Diese Freien Radikale können durch Vitalstoffe abgefangen und unschädlich gemacht werden. Zu den Mikronährstoffen oder Vitalstoffen zählen Vitamine, Mineralstoffe, Enzyme, ungesättigte Fettsäuren, Ballaststoffe und sekundäre Pflanzenstoffe. Die zusätzliche Einnahme von Mikronährstoffen hilft, Mangelerscheinungen infolge eines Diabetes mellitus vorzubeugen oder sie zu beheben. Durch die veränderte diabetische Stoffwechsellage, die Einnahme von Medikamenten, Gewichtsabnahme oder

Oxidativer Stress und diabetische Spätschäden.

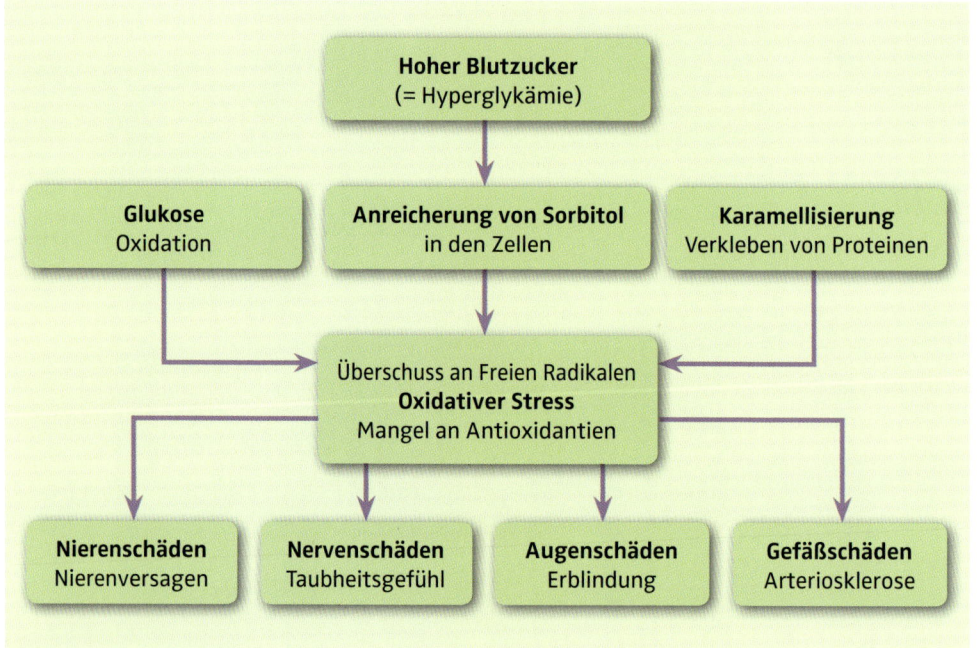

auch das Vorhandensein von Folgeerkrankungen kann eine Nahrungsergänzung durch die Einnahme von Vitalstoffen von großem Nutzen sein, denn Diabetiker haben einen höheren Vitalstoffbedarf als Gesunde. Da wissenschaftlich gesicherte Zufuhrempfehlungen speziell für Diabetiker noch nicht vorliegen, sollten die empfohlenen Aufnahmemengen für Gesunde als Mindestmenge für Diabetiker angesehen werden.

Die Versorgung mit Mikronährstoffen wie Vitaminen (B-Gruppe, E, Betacarotin und C) sowie den Mineralstoffen Zink und Chrom hat eine viel größere Bedeutung für den Diabetiker als bisher angenommen. Dies stellte Prof. Dr. Dieter Hötzel von der Universität Bonn fest.

Die diabetische Stoffwechselsituation mit erhöhten Blutzuckerwerten bedingt erhöhte Verluste an vielen Mineralstoffen. Dazu gehören insbesondere Jod, Zink, Chrom und Magnesium. Daher ist es auch nicht verwunderlich, dass Diabetiker oftmals an einem Jod-, Zink-, Chrom- und Magnesiummangel leiden. Ein Jodmangel ist leicht über die Verwendung von Jodsalz, noch besser fluoridiertem Jodsalz mit Folsäure, oder Jodtabletten auszugleichen. Der Magnesiummangel kann in der Regel durch eine Kost, die reich an Obst, Gemüse und Vollkornprodukten ist, ausgeglichen werden. Chrom- und Zinkmangel hingegen kann so nicht behoben werden. Hier ist die Einnahme von auf die Belange von Diabetikern abgestimmten Präparaten aus diabetologischer Sicht dringlich anzuraten. 90 Prozent der Diabetiker – die oft übergewichtigen Typ-2-Diabetiker – produzieren zu viel Insulin, das aber kaum noch wirksam ist. Daraus folgt eine noch höhere Insulinproduktion mit wiederum schlechter Wirkung – der Teufelskreis der Insulinresistenz beginnt.

> **!**
>
> Heute weiß man: Die Versorgung mit Mikronährstoffen hat eine größere Bedeutung für den Diabetiker als bisher angenommen.

Mineralstoffe Chrom und Zink

Chrom und Zink nehmen direkt Einfluss auf den Blutzuckerspiegel, die Insulinresistenz und die Insulinproduktion sowie -wirkung. So ist Chrom bedeutender Bestandteil des Glukose-Toleranz-Faktors. Als dieser sorgt Chrom für die rasche Entfernung von Glukose aus dem Blut. Bei Diabetikern liegt die Urinchromausscheidung zwei- bis mehrfach höher als bei gesunden Normalpersonen. In einer Studie des Medical Hospital and Research Centre in Moradabad in Indien nahm unter zusätzlicher Chromgabe der Blutzucker bei 54 Patienten von durchschnittlich 137 mg/dl auf 109 mg/dl ab. Die durchschnittliche Chromaufnahme liegt nach dem US-amerikanischen Food and Nutrition Board, der amerikanischen Gesellschaft für Ernährung, bei Männern bei 33 Mikrogramm und bei Frauen bei 25 Mikrogramm. Der

!

Chrom und Zink nehmen direkt Einfluss auf den Blutzuckerspiegel.

Gerade die Versorgung mit Mikronährstoffen ist für Diabetiker wichtig.

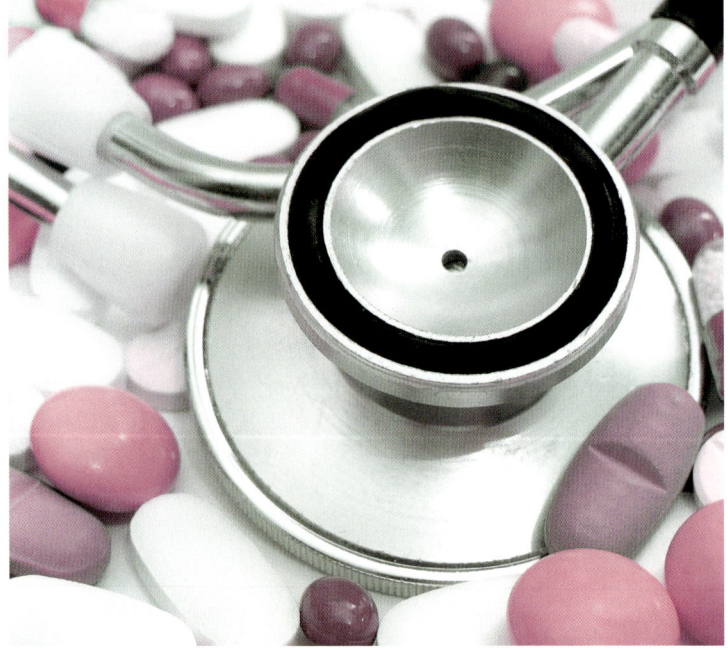

Bedarf liegt bei 50 bis 200 Mikrogramm täglich. In Deutschland liegt die Chromaufnahme nicht über den USA-Aufnahmemengen, sodass bei vielen Menschen mit Mangelerscheinungen zu rechnen ist. Mindestens 15 Studien berichten über positive Effekte von Chrom auf die Funktionsfähigkeit des Insulins und die Auswirkung von zusätzlichem Chrom auf den Blutzuckerspiegel.

Zink ist verantwortlich für eine ökonomische Insulinfreisetzung nach dem Essen. Bei Zinkmangel haben Typ-2-Diabetiker eine verminderte Insulinfreisetzung. Bei ihnen ergibt sich unter Zinkgabe eine Aktivierung der verbliebenen Insulinproduktion und eine Stabilisierung der Blutzuckerwerte mit Abnahme des Nüchternblutzuckers und des Langzeitparameters HbA1c. Die höchste Zinkkonzentration im menschlichen Körper liegt in den insulinproduzierenden Beta-Zellen der Langerhansschen Inseln der Bauchspeicheldrüse vor. Ohne Zink können diese Zellen kein Insulin produzieren oder speichern.

> !
>
> Zink unterstützt eine ökonomische Insulinfreisetzung.

Bereits die Vera-Studie von 1994 ergab eine durchschnittliche tägliche Zinkaufnahme von 9,7 mg bei Frauen und 12,1 mg bei Männern. Der Bedarf von 12 mg bei Frauen und 15 mg bei Männern liegt um ein Drittel höher. Schwangere benötigen 15 mg und Stillende 22 mg. Der Zinkkonsum hat nach Prof. Dr. Manfred Anke von 1988 bis 1995 durch Veränderungen der Ernährung um 17 bis 19 Prozent abgenommen. Der Wissenschaftler Siegfried Rilling fand bei 64 von 100 Diabetikern erniedrigte Zinkwerte. Der Zusammenhang zwischen Zink und Diabetes wird dadurch dokumentiert, dass Inselzellgewebe der Bauchspeicheldrüse sehr hohe Zinkkonzentrationen enthält. Besonders drastisch sind die Zinkdefizite bei insulinpflichtigen Diabetikern. Als wesentliche Ursache muss die erheblich erhöhte Zinkausscheidung – zwei- bis dreifach der Norm – über den Urin angesehen werden.

Der Wissenschaftler Felix Perger konnte bei 18 von 64 Diabetikern eine Reduktion der Insulin- oder Sulfonylharnstoffdosis nach Zinkgabe feststellen. 61 von 64 Patienten hatten nach sechs Wochen eine deutliche Abnahme des Nüchternblutzuckers von vorher 250 mg/dl auf 112 mg/dl. Deucher fand heraus, dass bei 76 von 84 Patienten der Medikamentenbedarf um 50 bis 80 Prozent abnahm. Die Zinkgabe ist aber für alle Diabetiker sinnvoll, da die Blutzuckerwerte verbessert werden, weniger Medikamente nötig sind, das Immunsystem gestärkt wird und weniger diabetische Folgeerscheinungen auftreten. Bei vielen Diabetikern kommt es zum sogenannten diabetischen Fuß, der mit schlecht heilenden Wunden einhergeht. Unter lokaler Zinktherapie (Zinksalbe) und systemischer Zinkgabe (Zinktabletten) heilen diese Wunden oft deutlich rascher.

Zusätzlicher Zink- und Chrombedarf von Diabetikern (täglich):

- 15 bis 30 Milligramm Zink,
- 200 bis 400 µg Chrom.

Vitamine und Antioxidantien

Vitamine sind für den menschlichen Organismus lebensnotwendig. Der Körper kann Vitamine, bis auf einige wenige Ausnahmen, nicht selbst bilden, sodass sie mit der Nahrung aufgenommen werden müssen. Da die meisten Vitamine vom Körper nicht gespeichert werden können, ist ihre tägliche Aufnahme mit der Nahrung erforderlich. Schon in geringen Konzentrationen sind Vitamine wirksam. Sie wirken ähnlich wie Enzyme oder Hormone.

> **!**
>
> Für Diabetiker ist es besonders wichtig, ausreichend Vitamine aufzunehmen, und zwar sowohl antioxidativ wirkende Vitamine wie Vitamin C als auch die B-Vitamine B_1, B_6 und B_{12}.

Für Diabetiker ist es besonders wichtig, ausreichend antioxidativ wirkende Vitamine wie Vitamin C sowie die B-Vitamine B_1, B_6 und B_{12} aufzunehmen.

Die im Blut bei Diabetikern in größerem Umfang kreisenden Traubenzuckermoleküle, die mit Eiweißen reagieren (die bekannteste Reaktion ist die des Blutzuckers mit dem Hämoglobin, also der HbA1) und dann zu Schädigungen der kleinen und großen Blutgefäße führen, können durch Vitamin C reduziert werden.

Diabetiker neigen zu verstärktem oxidativem Stress und sollten daher täglich zwischen 150 und 1000 mg (im Durchschnitt 500 mg) Vitamin C zuführen. Auch die bei Diabetikern erhöhte Produktion aggressiver Freier Radikaler, die Zellen schädigen, können durch Vitamin C unschädlich gemacht werden. Die antioxidativen Vitamine E und das Provitamin A (Vitamin A Vorstufe) sowie Betacarotin verhindern ebenfalls Oxidation und die schädigende Wirkung von freien Radikalen auf die Gefäße. Finnische Wissenschaftler konnten nachweisen, dass ein Zusammenhang zwischen Diabetes und Vitamin E besteht. Je niedriger der Vitamin-E-Spiegel, umso höher ist das Diabetesrisiko. Die Vitamin-E-Zufuhr sollte zwischen 200 und 400 Milligramm (im Durchschnitt 300 mg) liegen.

Antioxidantien sind Stoffe, die als Radikalfänger wirken. Freie Radikale entstehen ständig im menschlichen Körper durch Lichteinstrahlung, Medikamente, oxidativen Stress und auch durch bestimmte Nahrungsbestandteile. Antioxidantien reparieren durch Freie Radikale beschädigte Bestandteile der Körperzellen oder helfen dabei – falls die Bestandteile nicht mehr repariert werden können – diese abzubauen und durch neue Teile zu ersetzen. Die wichtigste Aufgabe der Antioxidantien ist jedoch, die Freien Radikale unschädlich zu machen, bevor sie Körperzellen beeinträchtigen können. Zu den Antioxidantien zählen neben den oben genannten Vitaminen unter anderem auch die Mineralstoffe Selen, Zink, Kupfer und Eisen.

Vitamin C

Vitamin C gehört zu den wasserlöslichen Vitaminen und kann deshalb nicht im Körper gespeichert werden. Durch den vermehrten Harndrang infolge hohen Blutzuckers bei Diabetes mellitus wird es vermehrt wieder ausgeschieden und geht so dem Körper verloren. Im Körper erfüllt Vitamin C zahlreiche Aufgaben als Antioxidans und als Cofaktor bei der Herstellung von

!

Diabetiker verlieren
viel Vitamin C.

Kollagen, Gallensäuren, Carnitin und Hormonen wie Adrenalin und Noradrenalin. Des Weiteren fördert Vitamin C die Aufnahme von Eisen aus der Nahrung, verringert die Bildung der krebserregenden Nitrosamine im Magen und ist an Entgiftungsreaktionen beteiligt. Bei Diabetikern wirkt Vitamin C vor allem Augenerkrankungen, Gefäß- sowie Nervenschäden entgegen. Außerdem hat es einen positiven Einfluss auf den Langzeitzucker (HbA1c-Wert).

Die Gruppe der B-Vitamine

Zur Gruppe der B-Vitamine zählen unter anderem die Vitamine B_1, B_2, B_3, B_6, B_{12} und Folsäure. B-Vitamine sind genauso wie Vitamin C wasserlöslich und können bei erhöhtem Harndrang daher leicht über den Urin verloren gehen.

Vitamin B_1 (Thiamin) spielt eine wichtige Rolle als Coenzym im Energie- und Kohlenhydratstoffwechsel. Störungen im Nervensystem, die gerade bei Diabetikern häufig sind, können mit Vitamin B_1 vorgebeugt oder verbessert werden.

Vitamin B_2 (Riboflavin) ist sehr stark lichtempfindlich. Bei Diabetes mellitus kann Vitamin B_2 zur Vorbeugung und Behandlung bei diabetesbedingten Nervenschäden eingesetzt werden.

Vitamin B_3 ist besser bekannt unter der Bezeichnung Niacin. Niacin ist Bestandteil mehrerer Coenzyme. Diese haben einen entscheidenden Einfluss auf den Kohlenhydrat-, Fettsäure- und Eiweißstoffwechsel. Niacin in Form von Niacinamid kann bei Diabetes mellitus Typ 1 zu Beginn der Erkrankung den Insulinbedarf reduzieren und die Zeit ohne Insulingabe verlängern.

Vitamin B_6 (Pyridoxin) wirkt als Coenzym zahlreicher Enzyme. Es ist in fast allen Lebensmitteln enthalten. Ein Mangel an Vitamin B_6 führt unter anderem zu Hautveränderungen und Störungen im Nerven- und Immunsystem. Angewendet wird Vitamin B_6 beispielsweise bei diabetischen Nervenstörungen oder zu deren Vorbeugung.

Diabetiker benötigen
viel Vitamin C.

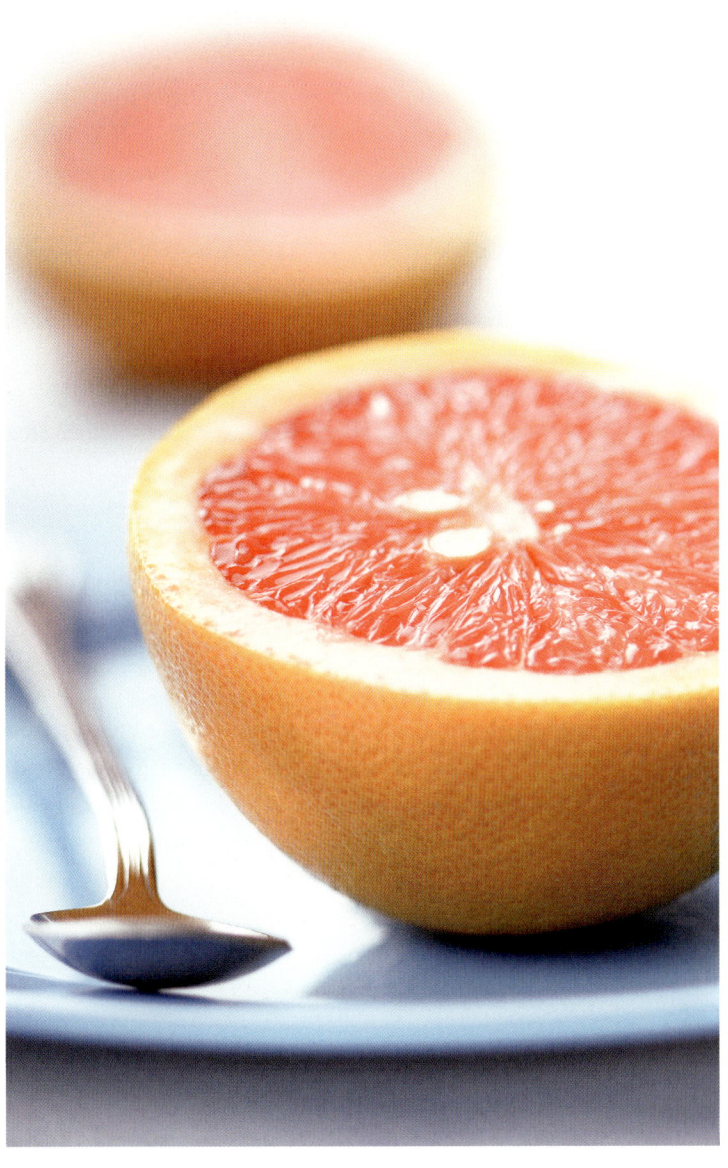

Vitamin B$_{12}$ (Cobalamin) spielt eine Rolle bei der DNA-Synthese, bei der Bildung von roten Blutkörperchen und ist notwendig zur Umwandlung von Folsäure in ihre Wirkform. Vitamin B$_{12}$ wirkt ebenfalls bei diabetischen Nervenschäden.

Folsäure ist als Coenzym an der DNA-Synthese und der Bildung von roten Blutkörperchen beteiligt. Da Folsäure in der Nahrung in unterschiedlichen Bindungsformen und Strukturformen vorkommt, haben alle diese verschiedenen Folsäureverbindungen eine unterschiedliche Wirksamkeit im menschlichen Körper. Damit man dennoch die Folsäuremenge in Nahrungsmitteln berechnen kann, wurde der Begriff Folsäureäquivalent eingeführt. Das Folsäureäquivalent bezeichnet alle Folsäureverbindungen, die in Nahrungsmitteln vorkommen. Niedrige Folsäurespiegel im Blut gelten als Risikofaktor für gefäßverschließende Prozesse. Dieses ist für Diabetiker besonders von Bedeutung, da bei ihnen die Gefahr für Herz-Kreislauf-Erkrankungen sowie für Schäden an den kleinsten Gefäßen (Mikroangiopathie) hoch ist. Daher ist es wichtig, auf eine ausreichende Folsäurezufuhr zu achten.

Alpha-Liponsäure

Alpha-Liponsäure ist ein fettlösliches Antioxidans, das entweder mit der Nahrung aufgenommen wird oder durch Eigenoxidation im Körper entsteht. Alpha-Liponsäure wirkt im Körper als Radikalfänger und kann andere Antioxidantien wieder regenerieren. Es wird auch als Therapeutikum bei der Behandlung von diabetischen Nervenstörungen eingesetzt. Vorbeugend und therapeutisch sollten neben Alpha-Liponsäure auch B-Vitamine substituiert werden.

Coenzym Q10 (Ubichinon)

Coenzym Q10 ist Bestandteil der Elektronentransportkette im Körper. Es kann Elektronen aufnehmen und wieder abgeben. Dadurch ist das Coenzym Q10 ein wichtiger Bestandteil für die

Energiegewinnung des menschlichen Organismus. Weiterhin wirkt das Coenzym Q10 verbessernd auf die Herzfunktion und kann den Blutdruck senken. Als Antioxidans ist Coenzym Q10 ebenfalls wirksam. Es schützt die Zellen vor der Zerstörung durch Radikale und verringert damit auch Komplikationen, wie Folgeschäden, die bei Diabetes mellitus auftreten können.

Pflanzliche Vitalstoffe

Zu den pflanzlichen Vitalstoffen zählen die sekundären Pflanzenstoffe. Sie wirken als Antioxidantien und entschärfen Freie Radikale, die durch oxidativen Stress aufgrund der diabetischen Stoffwechsellage entstanden sind. Weiterhin schützen sie das Herz, bekämpfen Entzündungen und können diabetischen Folgeerkrankungen vorbeugen. In Pflanzenextrakten wie dem Heidelbeer- und Traubenkernextrakt sind die wirksamen sekundären Pflanzenstoffe in konzentrierter Form enthalten.

> **!**
>
> Zu den pflanzlichen Vitalstoffen zählen in erster Linie die sekundären Pflanzenstoffe.

Bittermelone

Die Bittermelone wird in Indien als Gemüse geschätzt und gleicht unserer Salatgurke. Ihre gesundheitsfördernde Wirkung ist schon seit Jahrhunderten bekannt. Heute wissen wir zudem, dass die Bittermelone neben Vitaminen und Mineralstoffen die wertvollen Eiweißsubstanzen Charantin und Momordin enthält: Beiden wird eine insulinähnliche Wirkung zugeschrieben, die erhöhte Blutzuckerspiegel günstig beeinflussen kann. Momordica ist außerdem in der Lage, die Aufnahme von Kohlenhydraten im Dünndarm zu verzögern und dadurch den Anstieg des Blutzuckerwertes nach den Mahlzeiten zu verlangsamen.

Bockshornklee

Der Samen der Pflanze wird in Asien als Gewürz verwendet und verleiht Curry seinen unverwechselbaren Geschmack. Der Extrakt ist Motor für die Bauchspeicheldrüse, Insulinverstärker und

Blutzuckerbremse in einem. Eine zweimonatige Studie mit Typ-2-Diabetikern hat gezeigt, dass die Einnahme den HbA1c-Wert senkt. In Kauf zu nehmen sind mitunter Blähungen, Durchfall, Hautausschläge oder Blutungen, insbesondere bei gleichzeitiger Einnahme von blutverdünnenden Mitteln. Die Einnahme sollte mit dem Arzt und Apotheker besprochen werden.

Heidelbeer-Extrakt

Heidelbeer-Extrakt wirkt stark antioxidativ. Er verbessert die Versorgung der Netzhaut des Auges mit Nährstoffen und fördert das Dämmerungs- und Kontrastsehen. Weiterhin wirkt sich Heidelbeer-Extrakt positiv auf die kleinsten Blutgefäße der Organe, wie Augen oder Niere, aus und hält sie für das Blut durchflussfähig.

Heidelbeer-Extrakt hält das Blut durchflussfähig.

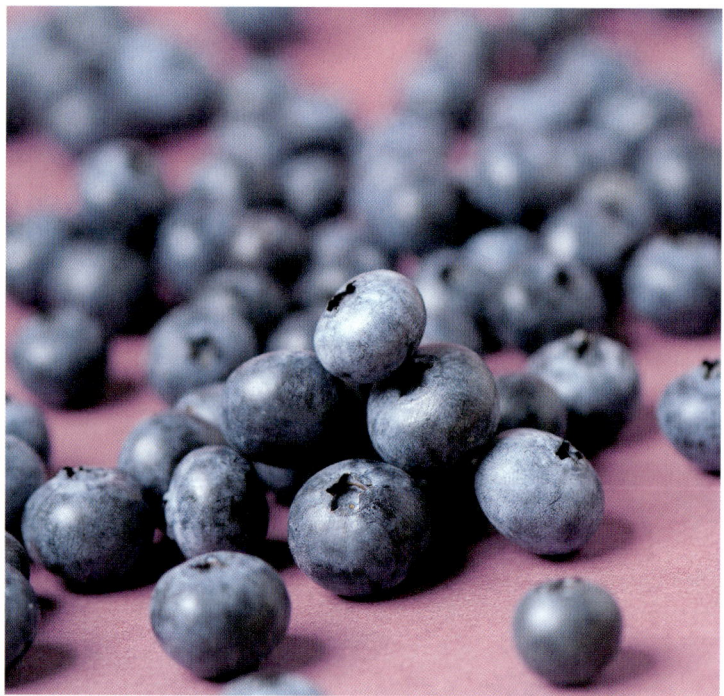

Kaktusfeige

Der Verzehr der Früchte und Blattsprossen z. B. des südamerikanischen Nopalkaktus oder eines aus ihnen gewonnenen Pulvers soll den Blutzuckerspiegel nach dem Essen langsamer ansteigen lassen und die Insulinwirkung verbessern. Auch auf die Cholesterinwerte haben Kaktusfeigen einen günstigen Einfluss, und sie verdünnen das Blut. Deswegen sollte sie nicht einnehmen, wer bereits mit entsprechenden Medikamenten behandelt wird.

Kletterrebe

Die Blattpflanze aus dem südindischen Urwald hat in der Ayurveda-Medizin einen festen Platz. Sie gilt als Insulinmotor, Insulinverstärker und Blutzuckerbremse nach dem Essen. In einer Studie

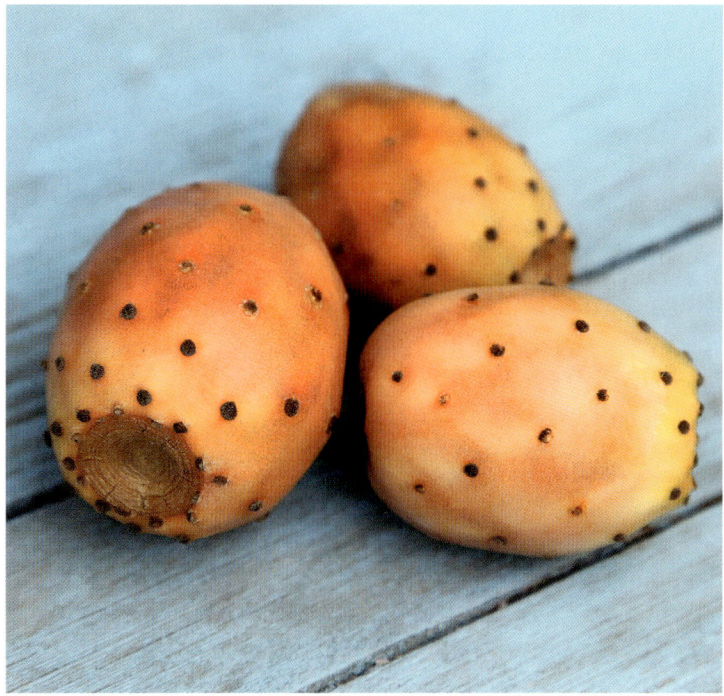

Kaktusfeigen lassen den Blutzuckerspiegel nach dem Essen langsamer ansteigen.

mit Typ-2-Diabetikern senkten täglich 400 Milligramm Kletterrebenextrakt binnen 18 bis 20 Monaten sowohl den Nüchternblutzucker als auch den Blutzuckerlangzeitwert (HbA1c).

Traubenkern-Extrakt

Der Traubenkern-Extrakt hat eine starke antioxidative Wirkung. Traubenkerne bestehen zu 40 Prozent aus Procyanidinen, also besonders gut wirksamen Antioxidantien. Diese haben eine starke Schutzwirkung auf Gefäße und wirken diabetesbedingten Gefäßschäden entgegen. Sie stärken zudem deren Widerstandsfähigkeit und der Blutdurchfluss verbessert sich.

Zimt

Einen durch eine Vielzahl von wissenschaftlichen Studien nachgewiesenen Effekt bei Diabetikern hat das Gewürz Zimt. Genauer ist es nicht der Zimt, sondern sekundäre Pflanzenstoffe, die im Zimt stecken. Selbstverständlich kann Zimt weder Insulin noch Tabletten, die die Blutzuckereinstellung optimieren, ersetzen. Auch die diätetische Therapie oder die Bewegungstherapie kann durch Zimt keinesfalls ersetzt werden. Aber Zimt kann Diabetikern helfen, ihre Blutzuckereinstellung zu optimieren. Studien aus den USA belegen, dass Zimt den Blutzuckerspiegel von Typ-2-Diabetikern um bis zu 30 Prozent senken kann. Aber auch Typ-1-Diabetiker profitieren, da Zimtinhaltsstoffe die Insulinresistenz vermindern. Und darunter leiden praktisch alle Diabetiker.

Zimt ist eines der ältesten Gewürze der Welt. Bei uns ist das aromatische Gewürz vor allem als „Weihnachtsgewürz" und als Zutat in Apfelstrudel und -kuchen bekannt und beliebt. Das Würzen von Speisen mit Zimt hilft beim besseren Verdauen der fetten Speisen. Zubereitungen aus Zimt werden daher bei leichten, krampfartigen Verdauungsbeschwerden mit Blähungen und bei Völlegefühl verwendet. Zimt ist daher auch Bestandteil von Magen-Darm-Tees. Zimt kann aber noch mehr: Verschiedene Stu-

!

Zimt wirkt positiv auf das Verdauungssystem.

dien haben ergeben, dass die ätherischen Öle des Zimts desinfi-
zierend wirken und das Wachstum von Bakterien und Pilzen
hemmen. Zimt wird aus der getrockneten, inneren Rinde der
Zweige von Zimtbäumen der Gattung Cinnamomum hergestellt,
die ursprünglich aus dem südasiatischen Raum stammen.

Auf der Suche nach einem natürlichen Weg zur Senkung der
Blutzuckerwerte von Diabetikern stießen amerikanische Forscher
durch Zufall auf das Gewürz Zimt. Bei Versuchen zur Nahrungsergänzung testeten Richard A. Anderson und seine Kollegen zu-
nächst verschiedene Lebensmittel bezüglich ihrer Auswirkungen
auf den Blutzuckerspiegel. Überraschenderweise zeigte sich bei
dem beliebten amerikanischen „apple pie" nur eine geringe Steigerung der Blutzuckerwerte, obwohl der Apfelkuchen viel Zucker

Zimt ist eines der
ältesten Gewürze der
Welt.

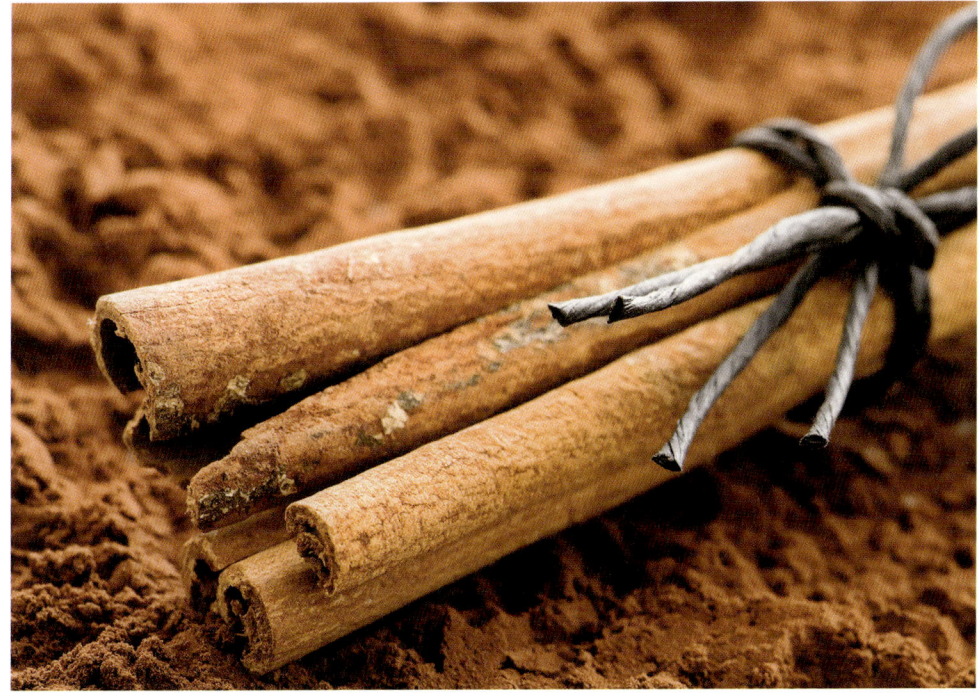

enthält. Es musste also irgendetwas im Apfelkuchen sein, was den Anstieg des Blutzuckerspiegels bremste. Apfelkuchen wird traditionellerweise reichlich mit Zimt gewürzt, sodass die Forscher vermuteten, dass dieses Gewürz einen senkenden Effekt auf den Blutzucker haben könnte. Zur Überprüfung dieser Hypothese wurde eine Studie mit unterschiedlichen Wirkdosen durchgeführt. Dieses bedeutet, dass die Studienteilnehmer entweder ein Placebo oder das eigentliche Wirkmittel, hier: Zimtpulver, bekommen. Per Zufallsentscheid wird ausgewählt, wer von den Teilnehmern das Placebo und wer das Wirkmittel bekommt. Zusätzliche Sicherheit bietet die doppelblinde Durchführung, was bedeutet, dass weder die Studienteilnehmer noch die Forscher wissen, wer von den Freiwilligen das Wirkmittel und wer das Placebo bekommt.

Das Ergebnis der Studie ist sensationell: alle drei Zimtdosen (1, 3 und 6 g) reduzierten die Blutzuckerwerte um 18 bis 29 Prozent. Zudem wurden die Triglyzeride um 23 bis 30 Prozent gesenkt, das LDL-Cholesterin um 7 bis 27 Prozent und das Gesamtcholesterin um 12 bis 26 Prozent. Beim HDL-Cholesterin fanden sich keine signifikanten Änderungen. In der Gruppe, die das Placebo bekam, konnten keine signifikanten Änderungen in den Laborwerten festgestellt werden. Damit wirkt sich Zimt nicht nur senkend auf die Blutzuckerwerte von Typ 2-Diabetikern aus, sondern wirkt auch noch senkend auf die Blutfettwerte!

Das Fazit: Typ-2-Diabetiker können durch die regelmäßige Einnahme von Zimt zu den Mahlzeiten zusätzlich zu ihrer jeweiligen Diabetestherapie ihren Blutzuckerspiegel sowie auch die Blutfettwerte günstig beeinflussen. Weiterhin kann Zimt auch eingenommen werden, um einer Insulinresistenz vorzubeugen. Da die Therapie eine tägliche Einnahme von Zimt in höherer Dosis erfordert, und zwar mindestens 1 g Zimt nach den vorliegenden Studienergebnissen (das entspricht circa einem halben Teelöffel Zimtpulver), und eine regelmäßige Zimteinnahme in dieser

Größenordnung kaum durchführbar ist, erscheint die Einnahme von Zimtpräparaten sinnvoll.

Die Verwendung von Zimt in Mengen, die als Gewürz oder in Lebensmitteln üblich sind, ist unbedenklich! Dennoch sollte Zimtpulver in folgenden Situationen in größeren Mengen als Heilmittel nicht eingenommen werden:

- während der Schwangerschaft oder Stillzeit,
- bei Magen- oder Darmgeschwüren oder Erkrankungen, bei denen eine vermehrte Säurebildung des Magens unerwünscht ist,
- bei bekannter Überempfindlichkeit gegenüber Zimt,
- bei Allergien gegen Zimt.

> **!**
>
> Empfohlen wird die Einnahme von Kapseln mit Zimtextrakt, da sie frei von allergieauslösenden Ölen sind und MHCP in höherer Konzentration enthalten.

Effekt der Blutzuckersenkung nach der Aufnahme von Zimt (Mahpara et al. 2004)

ZIMTDOSIS (g)	GLUKOSEGEHALT IM BLUT VOR ZIMTEINNAHME	GLUKOSEGEHALT IM BLUT NACH ZIMTEINNAHME
1	208,7 mg/dl	172,8 mg/dl
3	206,2 mg/dl	174,4 mg/dl
6	233,9 mg/dl	174,8 mg/dl

Senkung weiterer Laborparameter durch Zimt

LABORPARAMETER	SENKUNG DURCH EINNAHME VON ZIMT
Blutzucker	18–29 Prozent
Triglyceride	23–30 Prozent
LDL-Cholesterin	7–27 Prozent
Gesamtcholesterin	12–26 Prozent

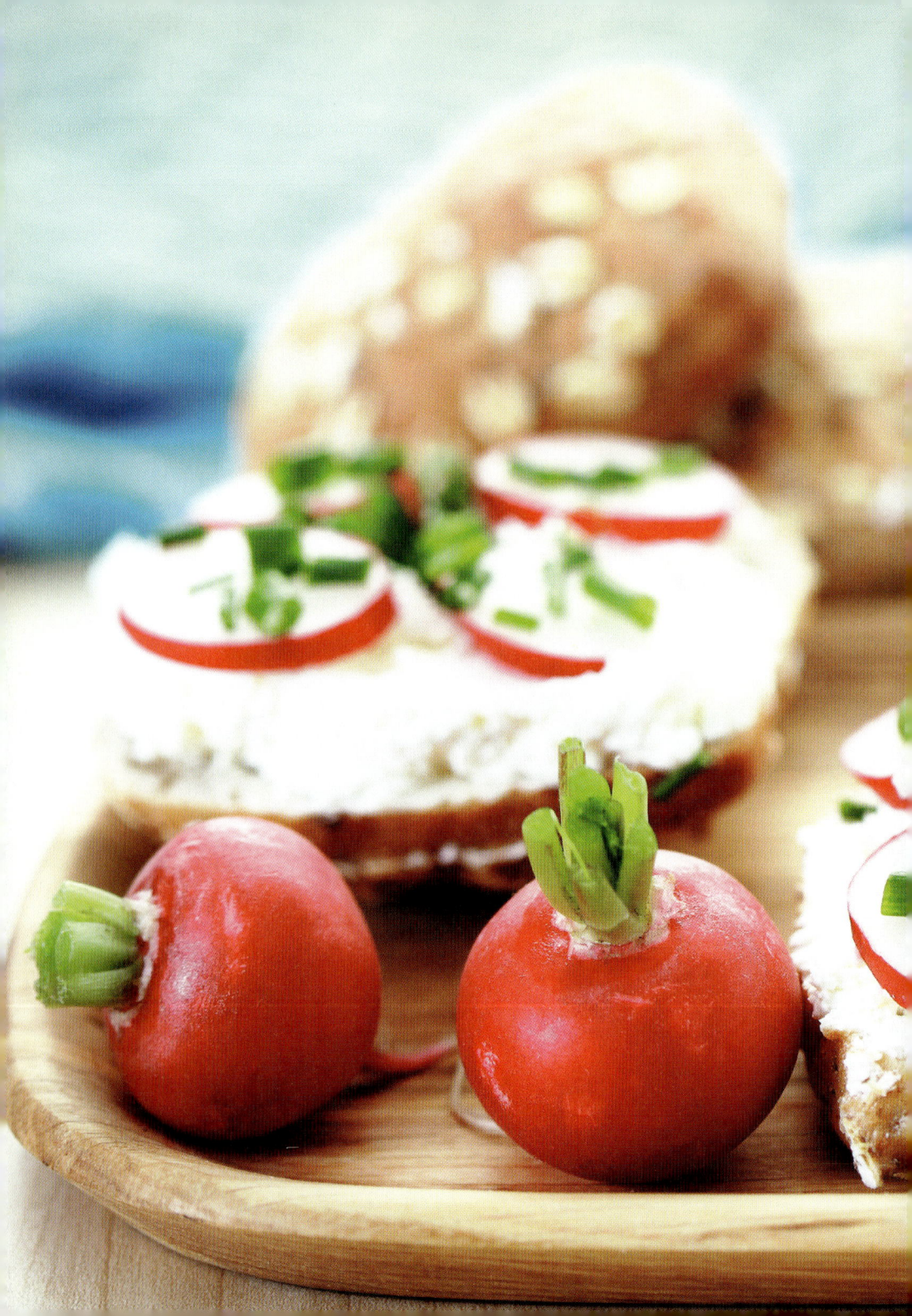

BLUTZUCKER NATÜRLICH SENKEN – DIE 2-WOCHEN-DIÄT

Mithilfe einer gesunden, ausgewogenen Ernährung und der Beachtung kleiner Ernährungsempfehlungen sowie Reduktionskost bei Übergewicht können Sie Ihren Blutzuckerspiegel entscheidend verbessern und das Risiko für Folgeerkrankungen reduzieren!

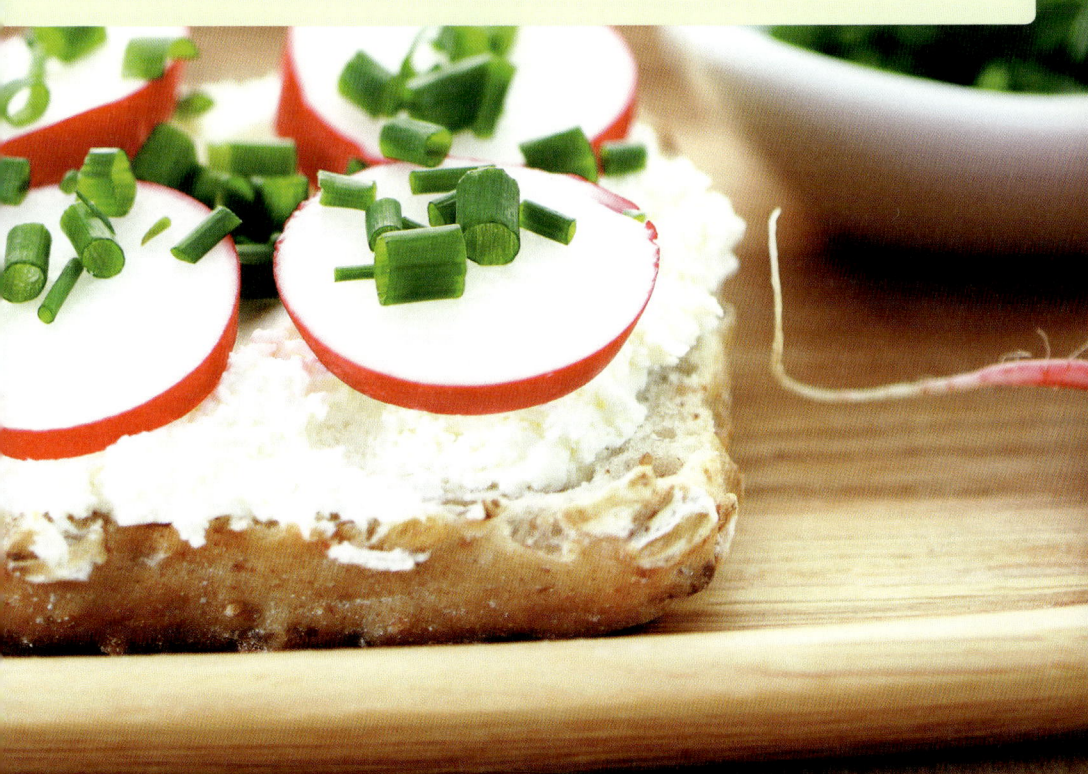

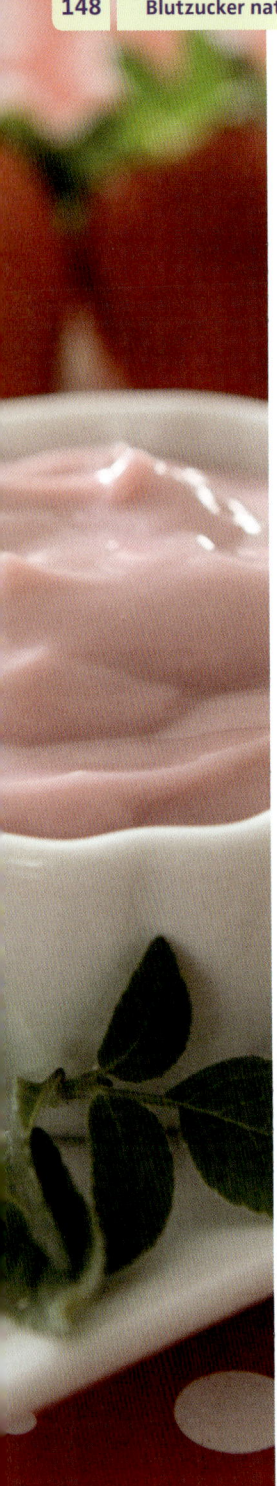

1. Tag

Frühstück

Vollkornbrot mit Konfitüre und Edamer sowie ein Apfel

LEBENSMITTEL	MENGE IN g	KALORIEN IN kcal
1,5 Scheiben Vollkornbrot	75	140
Halbfettmargarine	5	18
Diabetikerkonfitüre mit Süßstoff	25	17
1 Scheibe Edamer	30	106
1 kleiner Apfel	125	65
Zwischenanalyse: 4 BE		

- 1 Kapsel eines Multivitamin-Mineralstoffpräparates sowie Zimt-Kapseln nach Packungsanleitung einnehmen.
- Nach dem Frühstück einen 15-minütigen Spaziergang machen.
- Vormittags Mineralwasser trinken.

Mittagessen

Grüne-Bohnen-Gemüse mit Kasseler und Pellkartoffeln

sowie eine Banane

LEBENSMITTEL	MENGE IN g	KALORIEN IN kcal
Pellkartoffeln	200	140
Salz		
Grüne Bohnen, bissfest gegart	250	63
Bohnenkraut, Pfeffer, Salz		
1 Scheibe Kasseler	125	215
½ TL Rapsöl	3	26
1 kleine Banane	120	114
Zwischenanalyse: 4,5 BE		

- Nach dem Mittagessen einen 15-minütigen Spaziergang machen.
- Eine halbe Stunde nach dem Mittagessen eine Kapsel B-Vitamin-Komplex und 200 Mikrogramm Chrom einnehmen.
- Nachmittags Mineralwasser, verdünnte Säfte oder Tees trinken.

Abendessen

Vollkornbrot mit gekochtem Schinken und Tilsiter
sowie Tomatensalat und ein Fruchtjoghurt

LEBENSMITTEL	MENGE IN g	KALORIEN IN kcal
1 ½ Scheiben Vollkornbrot	75	141
Halbfettmargarine	5	18
1 Scheibe gekochter Schinken	30	34
Etwas Meerrettich		
1 Scheibe Tilsiter	30	106
Tomaten, in Scheiben geschnitten	250	44
Zwiebelwürfel und Knoblauch nach Geschmack		
½ TL Rapsöl	3	26
1 Becher fettarmer Fruchtjoghurt	150	124

Zwischenanalyse: 3,5 BE
Gesamt: 1400 kcal, 167 g Kohlenhydrate (12 BE), 35 g Ballast-stoffe, 48 g Fett, 70 g Eiweiß

- Nach dem Abendessen eine halbe Stunde spazieren gehen.
- Abends Mineralwasser, verdünnte Säfte oder Tees trinken.
- Vor dem Schlafengehen 15 mg Zink (optimal wirkt Zink-Histidin) einnehmen.

Grüne Bohnen sollten bissfest gegart werden, damit die Vitamine erhalten bleiben.

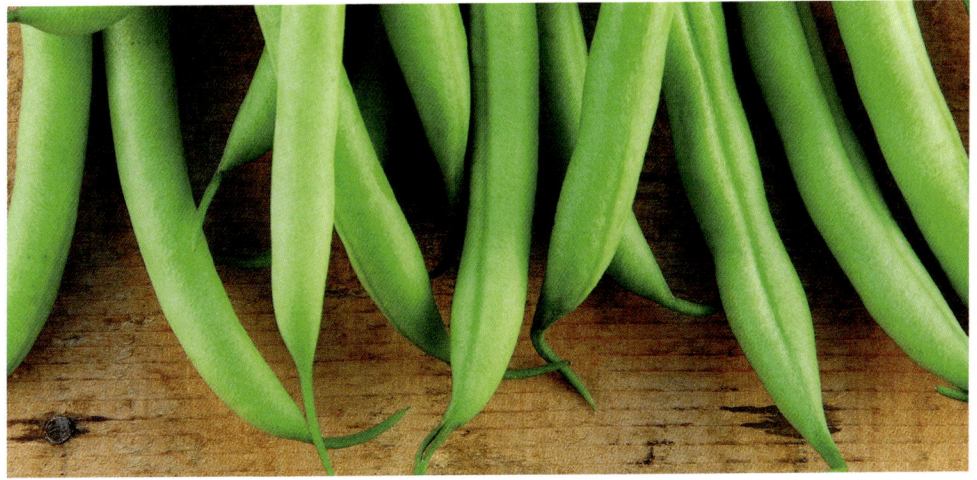

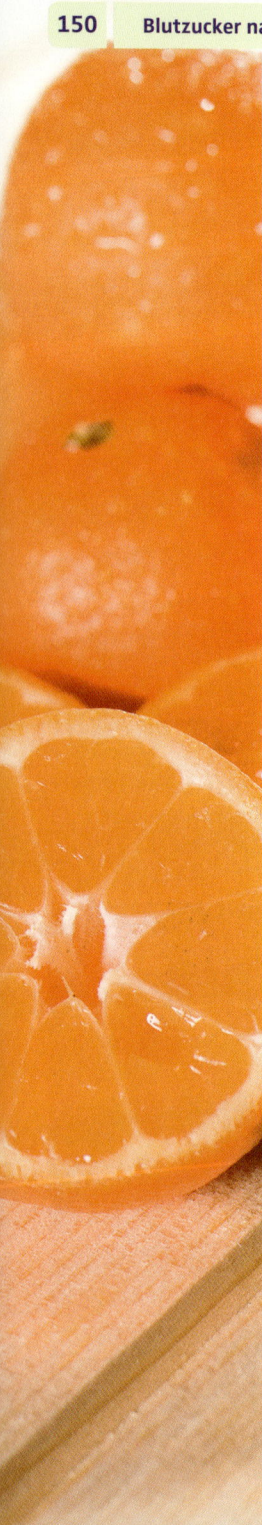

2. Tag

Frühstück

Vollkornbrötchen mit Konfitüre und rohem Schinken
sowie Mandarinenjoghurt

LEBENSMITTEL	MENGE IN g	KALORIEN IN kcal
2 Vollkornbrötchen	100	222
Halbfettmargarine	5	18
Diabetikerkonfitüre mit Süßstoff	25	17
2 Scheiben roher Schinken	20	23
1 Becher entrahmter Joghurt	150	57
2 Mandarinen	100	50
Süßstoff		
Zwischenanalyse: 4 BE		

- 1 Kapsel eines Multivitamin-Mineralstoffpräparates sowie Zimt-Kapseln nach Packungsanleitung einnehmen.
- Nach dem Frühstück einen 15-minütigen Spaziergang machen.
- Vormittags Mineralwasser, verdünnte Säfte oder Tees trinken.

Mittagessen

Möhrengemüse mit Pellkartoffeln und Schnitzel natur
sowie ein Apfel

LEBENSMITTEL	MENGE IN g	KALORIEN IN kcal
Pellkartoffeln	200	140
Salz		
Mohrrüben, gekocht	250	64
Dill, Salz		
1 kleines Schweineschnitzel	120	128
1 TL Rapsöl	5	44
Pfeffer, Salz		
1 kleiner Apfel	125	65
Zwischenanalyse: 3,5 BE		

- Nach dem Mittagessen einen 15-minütigen Spaziergang machen.
- Eine halbe Stunde nach dem Mittagessen eine Kapsel B-Vitamin-Komplex und 200 Mikrogramm Chrom einnehmen.
- Nachmittags Mineralwasser, verdünnte Säfte oder Tees trinken.

Abendessen

Vollkornbrot mit Mortadella und Gouda

sowie Gurkensalat und eine Birne

LEBENSMITTEL	MENGE IN g	KALORIEN IN kcal
2 Scheiben Vollkornbrot	100	188
Halbfettmargarine	5	18
1 Scheibe Geflügelmortadella	30	52
Senf		
1 Scheibe Gouda	30	109
Tomatenmark		
Gurke, in feine Scheiben geschnitten	200	24
1 TL Rapsöl	5	44
Weißweinessig, Süßstoff, Pfeffer, Salz		
1 kleine Birne	125	65
Zwischenanalyse: 3,5 BE		
Gesamt: 1330 kcal, 177 g Kohlenhydrate (11 BE), 38 g Ballaststoffe, 34 g Fett, 75 g Eiweiß		

- Nach dem Abendessen eine halbe Stunde spazieren gehen.
- Abends Mineralwasser, verdünnte Säfte oder Tees trinken.
- Vor dem Schlafengehen 15 mg Zink (optimal wirkt Zink-Histidin) einnehmen.

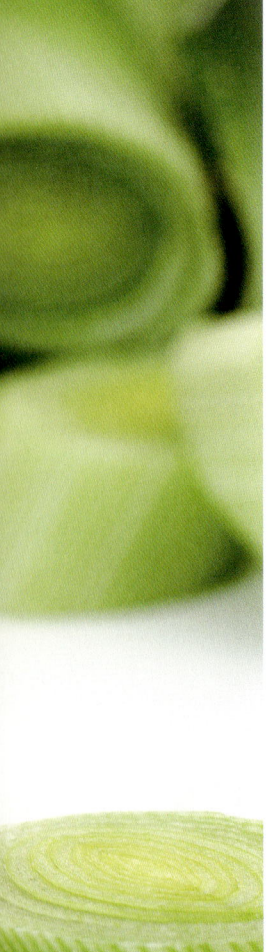

3. Tag

Frühstück

Vollkornbrötchen mit Konfitüre und Camembert
sowie Joghurt mit Haferflocken und Apfelraspeln

LEBENSMITTEL	MENGE IN g	KALORIEN IN kcal
2 Vollkornbrötchen	100	222
Halbfettmargarine	5	18
Diabetikerkonfitüre mit Süßstoff	25	17
Camembert	30	86
1 Becher entrahmter Joghurt	150	57
1 EL trocken angeröstete Haferflocken	10	37
½ geraffelter Apfel	60	31
Zwischenanalyse: 4,5 BE		

- 1 Kapsel eines Multivitamin-Mineralstoffpräparates sowie Zimt-Kapseln nach Packungsanleitung einnehmen.
- Nach dem Frühstück einen 15-minütigen Spaziergang machen.
- Vormittags Mineralwasser, verdünnte Säfte oder Tees trinken.

Mittagessen

Naturreis mit Porreegemüse und gebratenem Kabeljaufilet
sowie eine Orange

LEBENSMITTEL	MENGE IN g	KALORIEN IN kcal
Reis, ungeschält gegart	200	224
Salz		
Porree, gegart	250	57
Salz, Pfeffer		
Kabeljaufilet, gedämpft	120	108
Zitronensaft, Dill, Pfeffer, Petersilie, Salz		
1 TL Rapsöl	5	44
1 kleine Orange	125	59
Zwischenanalyse: 5 BE		

- Nach dem Mittagessen einen 15-minütigen Spaziergang machen.
- Eine halbe Stunde nach dem Mittagessen eine Kapsel B-Vitamin-Komplex und 200 Mikrogramm Chrom einnehmen.
- Nachmittags Mineralwasser, verdünnte Säfte oder Tees trinken.

Abendessen

Vollkornbrot mit Hüttenkäse und Lachsschinken

sowie Grüne-Bohnen-Salat und eine Banane

LEBENSMITTEL	MENGE IN g	KALORIEN IN kcal
2 Scheiben Vollkornbrot	100	188
Halbfettmargarine	5	18
Hüttenkäse	30	31
Petersilie		
2 Scheiben Lachsschinken	20	23
Meerrettich		
Grüne Bohnen, gegart	200	51
1 TL Rapsöl	5	44
1 TL Sherryessig	5	44
Süßstoff, Salz, Pfeffer, Schnittlauch, Zwiebelwürfel		
1 kleine Banane	120	114

Zwischenanalyse: 4,5 BE

Gesamt: 1430 kcal, 203 g Kohlenhydrate (14 BE), 36 g Ballaststoffe, 31 g Fett, 79 g Eiweiß

- Nach dem Abendessen eine halbe Stunde spazieren gehen.
- Abends Mineralwasser, verdünnte Säfte oder Tees trinken.
- Vor dem Schlafengehen 15 mg Zink (optimal wirkt Zink-Histidin) einnehmen.

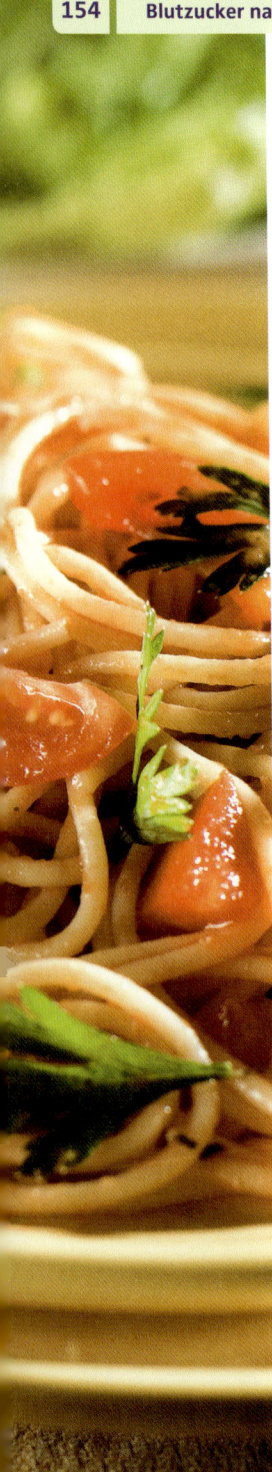

4. Tag

Frühstück

Hafer-Obst-Müsli mit Joghurtsoße und Frischkäsevollkornbrot

LEBENSMITTEL	MENGE IN g	KALORIEN IN kcal
½ kleiner Apfel, geraspelt	60	31
Zitronensaft		
Weintrauben	60	43
1 Mandarine	60	30
1 Becher entrahmter Joghurt	150	57
3 EL Haferflocken	30	111
Zimt, Süßstoff		
1 Scheibe Vollkornbrot	50	94
Kräuterfrischkäse	30	101
Zwischenanalyse: 4,5 BE		

- 1 Kapsel eines Multivitamin-Mineralstoffpräparates sowie Zimt-Kapseln nach Packungsanleitung.
- Nach dem Frühstück ein 15-minütiger Spaziergang.
- Vormittags Mineralwasser, verdünnte Säfte oder Tees trinken.

Mittagessen

Spaghetti mit Tomaten-Schinken-Soße sowie eine Birne

LEBENSMITTEL	MENGE IN g	KALORIEN IN kcal
Spaghetti eifrei, al dente	150	224
Salz		
Tomaten, fein gewürfelt	250	44
2 kleine Zwiebeln, fein gewürfelt	100	28
Salz, Thymian, Rosmarin, Oregano, Pfeffer		
1 TL Rapsöl	5	44
2 Scheiben gekochter Schinken, klein geschnitten	60	68
1 kleine Birne	120	63
Zwischenanalyse: 5 BE		

- Nach dem Mittagessen einen 15-minütigen Spaziergang machen.
- Eine halbe Stunde nach dem Mittagessen eine Kapsel B-Vitamin-Komplex und 200 Mikrogramm Chrom einnehmen.
- Nachmittags Mineralwasser, verdünnte Säfte oder Tees trinken.

Abendessen

Vollkornbrot mit Butterkäse und kaltem Braten

sowie Spargelsalat und Fruchtjoghurt

LEBENSMITTEL	MENGE IN g	KALORIEN IN kcal
1 ½ Scheiben Vollkornbrot	75	141
Halbfettmargarine	5	18
1 Scheibe Butterkäse	30	90
Tomatenmark		
2 dünne Scheiben kalter Braten	30	54
Dijonsenf		
Spargel, gegart	200	32
Salz, Pfeffer, Zitronensaft, Sherryessig, Petersilie, Süßstoff		
1 TL Rapsöl	5	44
1 Becher Fruchtjoghurt mit Süßstoff	150	96
Zwischenanalyse: 3 BE		
Gesamt: 1410 kcal, 178 g Kohlenhydrate (12,5 BE), 31 g Ballaststoffe, 45 g Fett, 69 g Eiweiß		

- Nach dem Abendessen eine halbe Stunde schwimmen gehen oder zügig spazieren gehen.
- Abends Mineralwasser, verdünnte Säfte oder Tees trinken.
- Vor dem Schlafengehen 15 mg Zink (optimal wirkt Zink-Histidin) einnehmen.

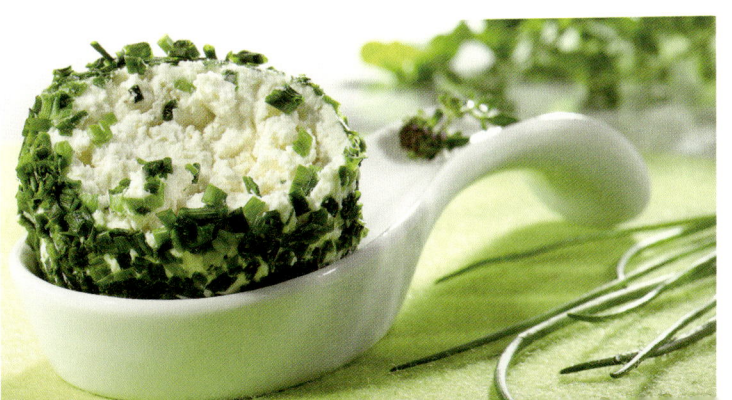

Kräuterfrischkäse ist auch ein leckerer Brotaufstrich.

5. Tag

Frühstück

Vollkornbrötchen mit Hüttenkäse und Konfitüre sowie eine Banane

LEBENSMITTEL	MENGE IN g	KALORIEN IN kcal
2 Vollkornbrötchen	100	222
Hüttenkäse	30	24
Gehackte Kräuter		
Diabetikerkonfitüre mit Süßstoff	25	17
1 kleine Banane	120	114
Zwischenanalyse: 5 BE		

- 1 Kapsel eines Multivitamin-Mineralstoffpräparates sowie Zimt-Kapseln nach Packungsanleitung einnehmen.
- Nach dem Frühstück einen 15-minütigen Spaziergang machen.
- Vormittags Mineralwasser, verdünnte Säfte oder Tees trinken.

Mittagessen

Pellkartoffeln mit Rinderfilet und Tomaten-Zwiebel-Gemüse
sowie Dickmilch mit Früchten

LEBENSMITTEL	MENGE IN g	KALORIEN IN kcal
Pellkartoffeln	200	140
Salz		
1 kleines Rinderfilet, gebraten	120	181
Grober Pfeffer, Salz		
1 TL Rapsöl	5	44
1 Zwiebel	50	14
Tomaten	200	35
Salz, Pfeffer, wenig Tabasco, Schnittlauch		
1 Becher Dickmilch, fettarm mit Früchten	150	124
Zwischenanalyse: 4 BE		

- Nach dem Mittagessen einen 15-minütigen Spaziergang machen.
- Eine halbe Stunde nach dem Mittagessen eine Kapsel B-Vitamin-Komplex und 200 Mikrogramm Chrom einnehmen.
- Nachmittags Mineralwasser, verdünnte Säfte oder Tees trinken.

Abendessen

Vollkornbrot mit Esrom und Kalbsleberwurst

sowie Tomaten-Gurken-Salat und eine Orange

LEBENSMITTEL	MENGE IN g	KALORIEN IN kcal
1 ½ Scheiben Vollkornbrot	75	141
Halbfettmargarine	5	18
1 Scheibe Esrom	30	94
Schnittlauchröllchen als Dekoration		
Kalbsleberwurst	30	95
Senf		
Gurke	125	15
Tomate	125	24
1 TL Rapsöl	5	44
Balsamessig, Salz, Pfeffer, Schnittlauch und Petersilie, Süßstoff		
1 kleine Orange	120	56

Zwischenanalyse: 3 BE
Gesamt: 1400 kcal, 178 g Kohlenhydrate (12 BE), 30 g Ballaststoffe, 39 g Fett, 79 g Eiweiß

- Nach dem Abendessen eine halbe Stunde spazieren gehen.
- Im Laufe des Abends Mineralwasser, verdünnte Säfte oder Tees trinken.
- Vor dem Schlafengehen 15 mg Zink (optimal wirkt Zink-Histidin) einnehmen.

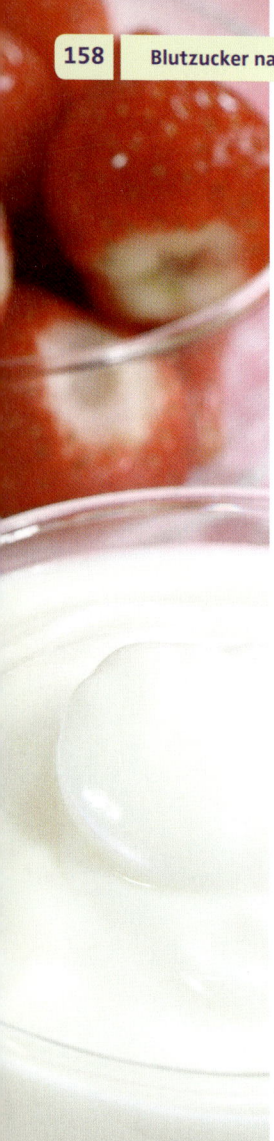

6. Tag

Frühstück

Vollkornbrötchen mit Lachsschinken und Konfitüre
sowie ein Apfel

LEBENSMITTEL	MENGE IN g	KALORIEN IN kcal
2 Vollkornbrötchen	100	222
Halbfettmargarine	5	18
Diabetikerkonfitüre mit Süßstoff	25	17
Lachsschinken	20	23
Meerrettich		
Petersilie zur Dekoration		
1 kleiner Apfel	120	62
Zwischenanalyse: 5 BE		

- 1 Kapsel eines Multivitamin-Mineralstoffpräparates sowie Zimt-Kapseln nach Packungsanleitung einnehmen.
- Nach dem Frühstück einen 15-minütigen Spaziergang machen.
- Vormittags Mineralwasser, verdünnte Säfte oder Tees trinken.

Mittagessen

Pellkartoffeln mit Schweinefilet und Erbsen-Möhren-Gemüse
sowie ein Fruchtjoghurt

LEBENSMITTEL	MENGE IN g	KALORIEN IN kcal
Pellkartoffeln	200	140
Salz		
Schweinefilet, gebraten	120	163
Majoran, Salz, Senf, Pfeffer		
1 TL Rapsöl	5	44
Erbsen, gegart	125	102
Mohrrüben, gegart	125	32
Salz, Pfeffer, Dill zur Dekoration		
1 Becher Fruchtjoghurt mit Süßstoff	150	96
Zwischenanalyse: 3 BE		

- Nach dem Mittagessen einen 15-minütigen Spaziergang machen.
- Eine halbe Stunde nach dem Mittagessen eine Kapsel B-Vitamin-Komplex und 200 Mikrogramm Chrom einnehmen.
- Nachmittags Mineralwasser, verdünnte Säfte oder Tees trinken.

Abendessen

Vollkornbrot mit Harzer und Musik, Geflügelmortadella
sowie Apfel-Möhren-Rohkost und eine Banane

LEBENSMITTEL	MENGE IN g	KALORIEN IN kcal
1 ½ Scheiben Vollkornbrot	75	141
Halbfettmargarine	5	18
Harzer Käse	30	39
Zwiebelringe zur Dekoration		
1 Scheibe Geflügelmortadella	30	52
Senf		
Mohrrübe, geraffelt	150	39
½ kleiner Apfel, fein gewürfelt	60	31
Zitronensaft, Süßstoff, etwas Zimt		
1 TL Rapsöl	5	44
1 kleine Banane	120	114
Zwischenanalyse: 4,5 BE		
Gesamt: 1400 kcal, 187 g Kohlenhydrate (12,5 BE), 42 g Ballaststoffe, 35 g Fett, 79 g Eiweiß		

- Nach dem Abendessen eine halbe Stunde Fahrrad fahren oder zügig spazieren gehen.
- Abends Mineralwasser, verdünnte Säfte oder Tees trinken.
- Vor dem Schlafengehen 15 mg Zink (optimal wirkt Zink-Histidin) einnehmen.

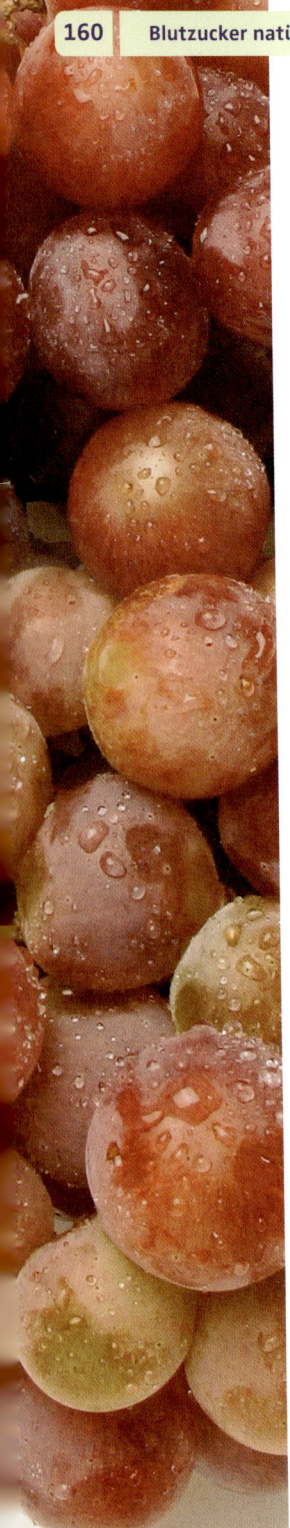

7. Tag

Frühstück

Leinsamenvollkornbrot mit Gouda und Konfitüre sowie Weintrauben

LEBENSMITTEL	MENGE IN g	KALORIEN IN kcal
1 ½ Scheiben Leinsamen-vollkornbrot	75	153
Halbfettmargarine	5	18
Diabetikerkonfitüre mit Süßstoff	25	17
1 Scheibe Gouda	30	109
Tomatenmark		
Weintrauben	120	85
Zwischenanalyse: 4 BE		

- 1 Kapsel eines Multivitamin-Mineralstoffpräparates sowie Zimt-Kapseln nach Packungsanleitung einnehmen.
- Nach dem Frühstück einen 15-minütigen Spaziergang machen.
- Vormittags Mineralwasser, verdünnte Säfte oder Tees trinken.

Mittagessen

Naturreis mit Kabeljaufilet und Kohlrabigemüse
sowie Dickmilch mit Früchten

LEBENSMITTEL	MENGE IN g	KALORIEN IN kcal
Naturreis, gegart	200	224
Salz		
Petersilie und Schnittlauch als Dekoration		
Kabeljaufilet, gegart	120	107
Salz, Pfeffer, Zitronensaft		
Kräuterfrischkäse	30	100
Kohlrabi	250	61
Salz, Pfeffer, Petersilie als Dekoration		
1 Becher Dickmilch, fettarm mit Früchten	150	124
Zwischenanalyse: 5 BE		

- Nach dem Mittagessen einen 15-minütigen Spaziergang machen.
- Eine halbe Stunde nach dem Mittagessen eine Kapsel B-Vitamin-Komplex und 200 Mikrogramm Chrom einnehmen.
- Nachmittags Mineralwasser, verdünnte Säfte oder Tees trinken.

Abendessen

Vollkornbrot mit Hüttenkäse und Cervelatwurst

sowie Weißkohlsalat und ein Apfel

LEBENSMITTEL	MENGE IN g	KALORIEN IN kcal
1 ½ Scheiben Leinsamen-vollkornbrot	75	153
Halbfettmargarine	5	18
Hüttenkäse	30	24
1 Scheibe Cervelatwurst	30	111
Weißkohl, roh	250	62
Entrahmter Joghurt	50	19
Essig, Süßstoff, Petersilie, Pfeffer, Salz, Knoblauch nach Geschmack		
1 kleiner Apfel	120	62
Zwischenanalyse: 3 BE		
Gesamt: 1450 kcal, 183 g Kohlenhydrate (12 BE), 31 g Ballast-stoffe, 43 g Fett, 78 g Eiweiß		

- Nach dem Abendessen eine halbe Stunde zügig spazieren gehen.
- Abends Mineralwasser, verdünnte Säfte oder Tees trinken.
- Vor dem Schlafengehen 15 mg Zink (optimal wirkt Zink-Histidin) einnehmen.

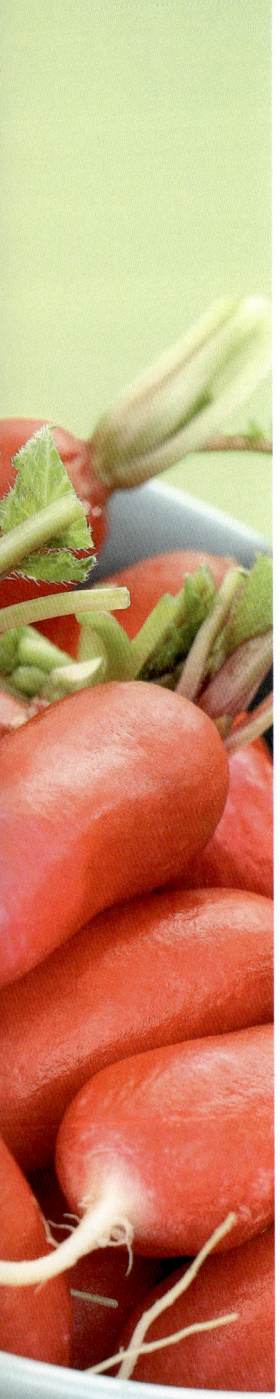

8. Tag

Frühstück

Vollkornbrötchen mit Frischkäse und Konfitüre sowie zwei Kiwis

LEBENSMITTEL	MENGE IN g	KALORIEN IN kcal
2 Vollkornbrötchen	100	222
Halbfettmargarine	5	18
Diabetikerkonfitüre mit Süßstoff	25	17
Frischkäse	30	84
2 Kiwis	130	79
Zwischenanalyse: 5 BE		

- 1 Kapsel eines Multivitamin-Mineralstoffpräparates sowie Zimt-Kapseln nach Packungsanleitung einnehmen.
- Nach dem Frühstück einen 15-minütigen Spaziergang machen.
- Vormittags Mineralwasser, verdünnte Säfte oder Tees trinken.

Mittagessen

Pellkartoffelsalat mit Schinken sowie eine Orange

LEBENSMITTEL	MENGE IN g	KALORIEN IN kcal
Pellkartoffeln, in Scheiben geschnitten	200	140
Gewürzgurken	50	6
Zwiebel	50	14
1 Scheibe gekochter Schinken, gewürfelt	60	68
Reichlich frische Kräuter		
Entrahmter Joghurt	50	19
1 TL Rapsöl	5	44
Salz, Pfeffer, Senf, Essig, Süßstoff		
1 kleine Orange	120	56
Zwischenanalyse: 3,5 BE		

- Nach dem Mittagessen einen 15-minütigen Spaziergang machen.
- Eine halbe Stunde nach dem Mittagessen eine Kapsel B-Vitamin-Komplex und 200 Mikrogramm Chrom einnehmen.
- Nachmittags Mineralwasser, verdünnte Säfte oder Tees trinken.

Abendessen

Leinsamenbrot mit Camembert und Schmelzkäse
sowie bunter Salat und ein Becher Fruchtquark

LEBENSMITTEL	MENGE IN g	KALORIEN IN kcal
2 Scheiben Leinsamen-vollkornbrot	100	204
Halbfettmargarine	5	18
Camembert	30	86
Schmelzkäse	30	98
Petersilie als Dekoration		
Gurke	100	12
Radieschen	50	7
Tomaten	100	17
Salz, Pfeffer, Petersilie, Dill, Sherryessig, Süßstoff, Senf		
1 TL Rapsöl	5	44
1 TL Rapsöl	5	44
1 Becher Fruchtquark mit Süßstoff	150	120
Zwischenanalyse: 3,5 BE		
Gesamt: 1370 kcal, 158 g Kohlenhydrate (12 BE), 33 g Ballaststoffe, 46 g Fett, 71 g Eiweiß		

- Nach dem Abendessen eine halbe Stunde schwimmen oder zügig spazieren gehen.
- Abends Mineralwasser, verdünnte Säfte oder Tees trinken.
- Vor dem Schlafengehen 15 mg Zink (optimal wirkt Zink-Histidin) einnehmen.

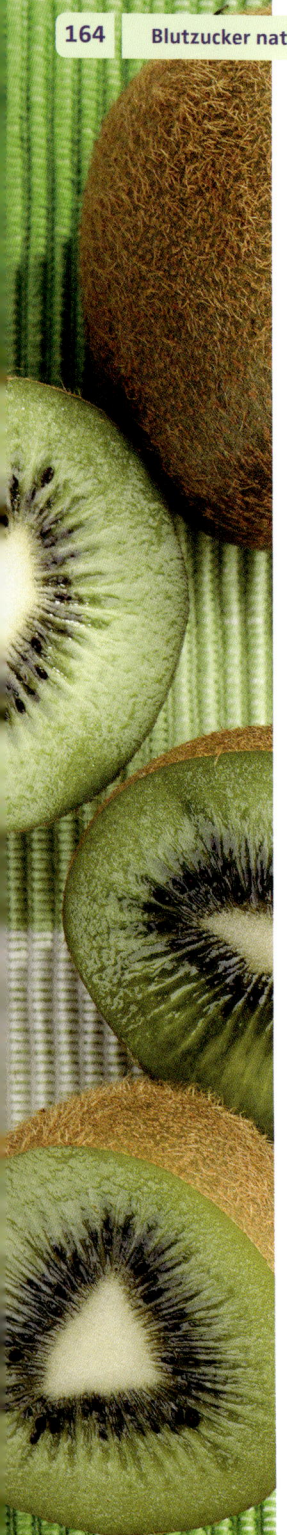

9. Tag

Frühstück

Vollkornbrötchen mit Kalbsleberwurst und ein Obstsalat

LEBENSMITTEL	MENGE IN g	KALORIEN IN kcal
1 Vollkornbrötchen	50	111
Kalbsleberwurst	30	95
1 Kiwi, klein geschnitten	60	37
½ kleiner Apfel, klein geschnitten	60	31
1 kleine Orange, klein geschnitten	120	56
Weintrauben	60	43
Zitronensaft, Süßstoff, Zimt, Vanillearoma		
1 Walnusskern, fein gehackt	10	65
Zwischenanalyse: 4,5 BE		

- 1 Kapsel eines Multivitamin-Mineralstoffpräparates sowie Zimt-Kapseln nach Packungsanleitung einnehmen.
- Nach dem Frühstück einen 15-minütigen Spaziergang machen.
- Vormittags Mineralwasser, verdünnte Säfte oder Tees trinken.

Mittagessen

Frikadelle mit Pellkartoffeln und Lauch sowie eine Banane

LEBENSMITTEL	MENGE IN g	KALORIEN IN kcal
Pellkartoffeln	200	140
Salz		
1 Frikadelle (mit Rinderhackfleisch)	100	223
Salz, Pfeffer, Knoblauch nach Geschmack		
Lauch, gedünstet	250	57
Salz, Pfeffer		
1 Banane	120	114
Zwischenanalyse: 4,5 BE		

- Nach dem Mittagessen einen 15-minütigen Spaziergang machen.
- Eine halbe Stunde nach dem Mittagessen eine Kapsel B-Vitamin-Komplex und 200 Mikrogramm Chrom einnehmen.
- Nachmittags Mineralwasser, verdünnte Säfte oder Tees trinken.

Abendessen

Leinsamenbrot mit Lachsschinken und Edamer
sowie Eisbergsalat mit Mandarinen-Joghurt-Soße und ein Apfel

LEBENSMITTEL	MENGE IN g	KALORIEN IN kcal
1 ½ Scheiben Leinsamen-vollkornbrot	75	153
Halbfettmargarine	5	18
Lachsschinken	20	23
Meerrettich		
1 Scheibe Edamer	30	106
Eisbergsalat	150	20
1 Mandarine	60	30
½ Becher entrahmter Joghurt	75	28
Zitronensaft, Süßstoff		
1 kleiner Apfel	120	62
Zwischenanalyse: 3,5 BE		
Gesamt: 1410 kcal, 172 g Kohlenhydrate (12,5 BE), 36 g Ballast-stoffe, 44 g Fett, 74 g Eiweiß		

- Nach dem Abendessen eine halbe Stunde schwimmen oder zügig spazieren gehen.
- Abends Mineralwasser, verdünnte Säfte oder Tees trinken.
- Vor dem Schlafengehen 15 mg Zink (optimal wirkt Zink-Histidin) einnehmen.

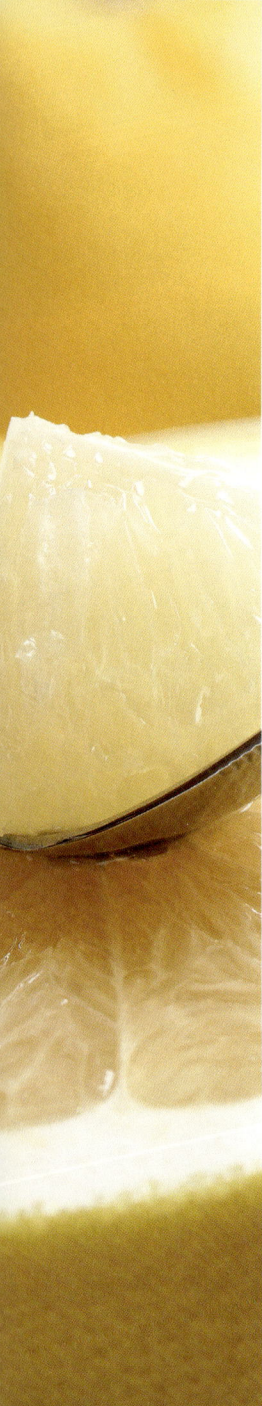

10. Tag

Frühstück

Vollkornbrötchen mit Geflügelmortadella und Gouda
sowie eine Grapefruit

LEBENSMITTEL	MENGE IN g	KALORIEN IN kcal
2 Vollkornbrötchen	100	222
Halbfettmargarine	10	36
1 Scheibe Geflügelmortadella	30	52
Senf		
1 Scheibe Gouda	30	109
1 Grapefruit	120	60
eventuell Süßstoff		
Zwischenanalyse: 4,5 BE		

- 1 Kapsel eines Multivitamin-Mineralstoffpräparates sowie Zimt-Kapseln nach Packungsanleitung einnehmen.
- Nach dem Frühstück einen 15-minütigen Spaziergang machen.
- Vormittags Mineralwasser, verdünnte Säfte oder Tees trinken.

Mittagessen

Apfel-Sauerkraut mit Kassler und Pellkartoffeln
sowie ein Becher Fruchtquark

LEBENSMITTEL	MENGE IN g	KALORIEN IN kcal
Pellkartoffeln	200	140
Salz		
1 dünne Scheibe Kasseler	120	206
Sauerkraut	250	42
Lorbeerblatt, Nelke, Piment, wenig Süßstoff, Pfeffer		
½ Apfel, geraspelt	60	31
1 Becher Fruchtquark mit Süßstoff	150	110
Zwischenanalyse: 3,5 BE		

- Nach dem Mittagessen einen 15-minütigen Spaziergang machen.
- Eine halbe Stunde nach dem Mittagessen eine Kapsel B-Vitamin-Komplex und 200 Mikrogramm Chrom einnehmen.
- Nachmittags Mineralwasser, verdünnte Säfte oder Tees trinken.

Abendessen

Leinsamenbrot mit Corned Beef und Schnittlauchhüttenkäse sowie Wachsbohnensalat und eine Banane

LEBENSMITTEL	MENGE IN g	KALORIEN IN kcal
1 ½ Scheiben Leinsamen-vollkornbrot	75	153
Halbfettmargarine	5	18
1 Scheibe Corned Beef	30	38
Hüttenkäse	30	24
Schnittlauchröllchen als Dekoration		
Wachsbohnen	200	63
1 Zwiebel	50	14
Sherryessig, Süßstoff, Salz, Pfeffer, Bohnenkraut		
1 kleine Banane	120	114
Zwischenanalyse: 3,5 BE		
Gesamt: 1430 kcal, 167 g Kohlenhydrate (11,5 BE), 40 g Ballast-stoffe, 39 g Fett, 91 g Eiweiß		

- Nach dem Abendessen eine halbe Stunde Walking machen oder zügig spazieren gehen.
- Abends Mineralwasser, verdünnte Säfte oder Tees trinken.
- Vor dem Schlafengehen 15 mg Zink (optimal wirkt Zink-Histidin) einnehmen.

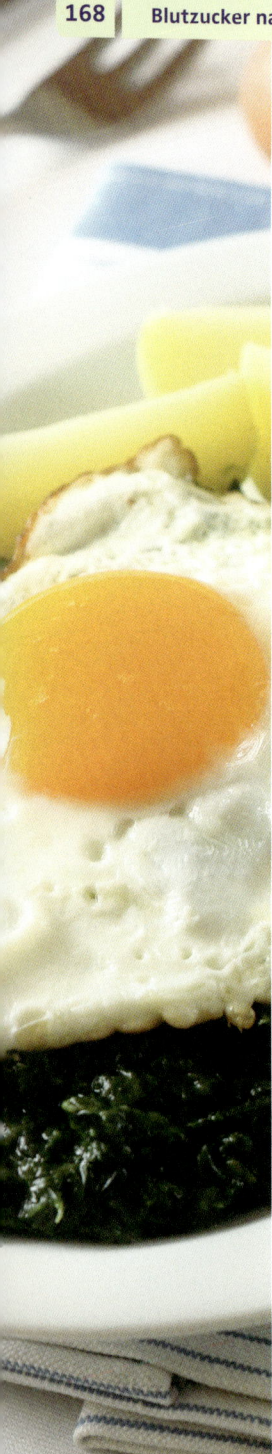

11. Tag

Frühstück

Himbeer-Haferflocken-Müsli sowie eine Banane

LEBENSMITTEL	MENGE IN g	KALORIEN IN kcal
Himbeeren (frisch oder tiefgefroren)	150	51
Haferflocken	50	185
Buttermilch	150	54
Süßstoff, Zimt, Zitronensaft		
1 kleine Banane	120	114
Zwischenanalyse: 5,5 BE		

- 1 Kapsel eines Multivitamin-Mineralstoffpräparates sowie Zimt-Kapseln nach Packungsanleitung einnahmen.
- Nach dem Frühstück einen 15-minütigen Spaziergang machen.
- Vormittags Mineralwasser, verdünnte Säfte oder Tees trinken.

Mittagessen

Pellkartoffeln mit Spinat und Spiegelei sowie eine Fruchtdickmilch

LEBENSMITTEL	MENGE IN g	KALORIEN IN kcal
Pellkartoffeln	200	140
Salz		
Spinat, tiefgefroren	250	50
Salz, Muskat, Pfeffer		
1 Hühnerei	100	149
Salz, Pfeffer		
1 TL Rapsöl	5	44
1 Becher Fruchtdickmilch mit Süßstoff	150	94
Zwischenanalyse: 3 BE		

- Nach dem Mittagessen einen 15-minütigen Spaziergang machen.
- Eine halbe Stunde nach dem Mittagessen eine Kapsel B-Vitamin-Komplex und 200 Mikrogramm Chrom einnehmen.
- Nachmittags Mineralwasser, verdünnte Säfte oder Tees trinken.

Abendessen

Vollkornbrot mit Bierwurst und Tilsiter sowie Chicorée-Orangen-Salat mit Zitronenjoghurtdressing und ein Apfel

LEBENSMITTEL	MENGE IN g	KALORIEN IN kcal
1 ½ Scheiben Vollkornbrot	75	141
Halbfettmargarine	5	18
1 Scheibe Bierwurst	30	75
Senf		
1 Scheibe Tilsiter	30	106
Tomatenmark		
Chicorée	200	34
1 kleine Orange	120	56
½ Becher entrahmter Joghurt	75	28
Zitronensaft, Süßstoff		
1 kleiner Apfel	120	62

Zwischenanalyse: 4 BE

Gesamt: 1400 kcal, 169 g Kohlenhydrate (12,5 BE), 43 g Ballaststoffe, 45 g Fett, 67 g Eiweiß

- Nach dem Abendessen eine halbe Stunde walken oder zügig spazieren gehen.
- Abends Mineralwasser, verdünnte Säfte oder Tees trinken.
- Vor dem Schlafengehen 15 mg Zink (optimal wirkt Zink-Histidin) einnehmen.

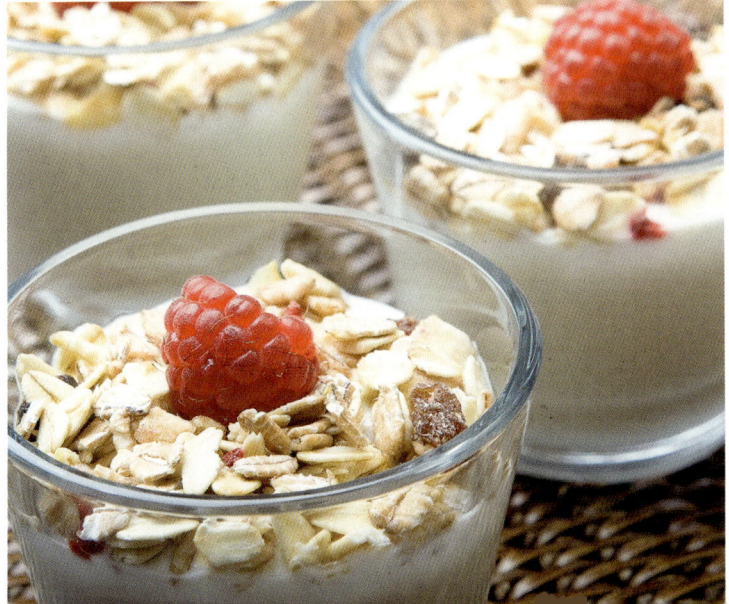

Starten Sie den Tag gesund mit einem Müsli!

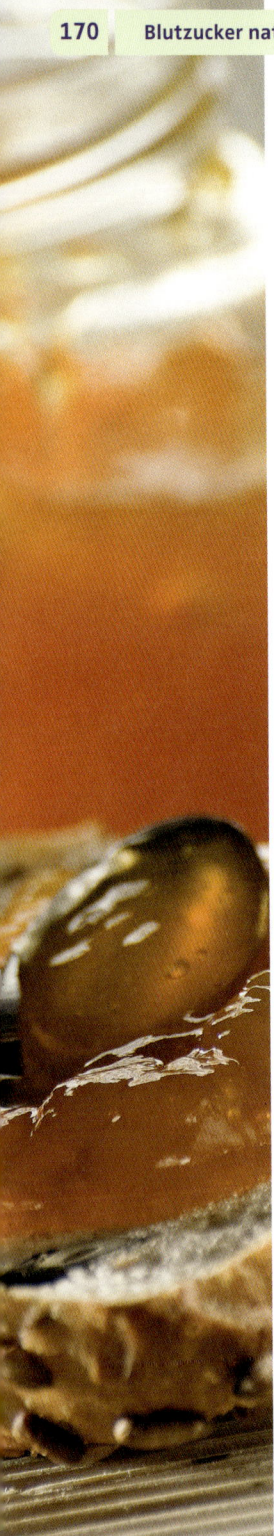

12. Tag

Frühstück

Vollkornbrötchen mit Kräuterquark und Konfitüre
sowie ein Fruchtjoghurt

LEBENSMITTEL	MENGE IN g	KALORIEN IN kcal
2 Vollkornbrötchen	100	222
Halbfettmargarine	5	18
Diabetikerkonfitüre mit Süßstoff	25	17
Kräuterquark	30	34
1 Becher Fruchtjoghurt mit Süßstoff	150	96
Zwischenanalyse: 4,5 BE		

- 1 Kapsel eines Multivitamin-Mineralstoffpräparates sowie Zimt-Kapseln nach Packungsanleitung einnehmen.
- Nach dem Frühstück einen 20-minütigen Spaziergang machen.
- Vormittags Mineralwasser, verdünnte Säfte oder Tees trinken.

Mittagessen

Linseneintopf mit Würstchen sowie ein Apfel

LEBENSMITTEL	MENGE IN g	KALORIEN IN kcal
Gemüsebrühe	500	
Linsen (getrocknet)	50	139
Mohrrübe	50	13
Blumenkohl	50	11
Kohlrabi	50	12
½ Zwiebel	30	8
1 TL Rapsöl	5	44
Pfeffer, Salz		
1 kleines Würstchen	100	296
Senf		
1 kleiner Apfel	120	62
Zwischenanalyse: 3 BE		

- Nach dem Mittagessen einen 20-minütigen Spaziergang machen.
- Eine halbe Stunde nach dem Mittagessen eine Kapsel B-Vitamin-Komplex und 200 Mikrogramm Chrom einnehmen.
- Nachmittags Mineralwasser, verdünnte Säfte oder Tees trinken.

Abendessen

Vollkornbrot mit Schmelzkäse und rohem Schinken

sowie Rote-Bete-Apfel-Salat und eine Birne

LEBENSMITTEL	MENGE IN g	KALORIEN IN kcal
1 ½ Scheiben Vollkornbrot	75	141
Halbfettmargarine	5	18
Schmelzkäse	30	98
Roher Schinken	20	23
Rote Bete	150	48
½ kleiner Apfel	60	31
½ Zwiebel	30	8
Sherryessig, Süßstoff, Salz, Pfeffer		
1 kleine Birne	120	63

Zwischenanalyse: 3,5 BE
Gesamt: 1400 kcal, 161 g Kohlenhydrate (11 BE), 40 g Ballaststoffe, 57 g Fett, 61 g Eiweiß

- Nach dem Abendessen eine halbe Stunde zügig spazieren gehen.
- Abends Mineralwasser, verdünnte Säfte oder Tees trinken.
- Vor dem Schlafengehen 15 mg Zink (optimal wirkt Zink-Histidin) einnehmen.

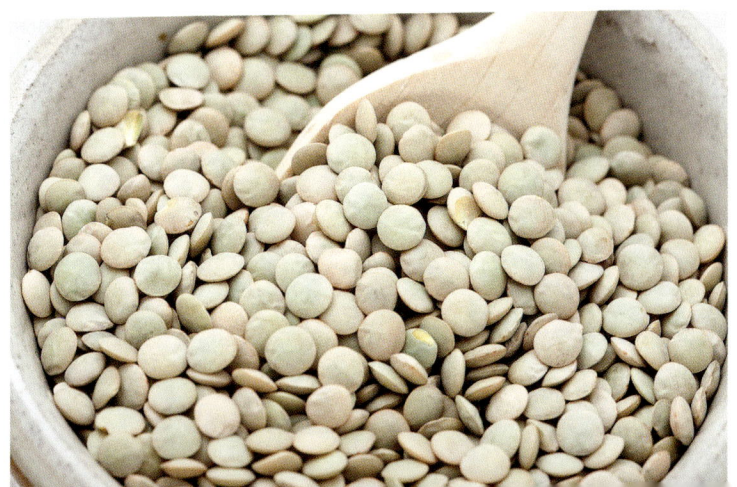

Linsen sind ideal zum Mittagessen.

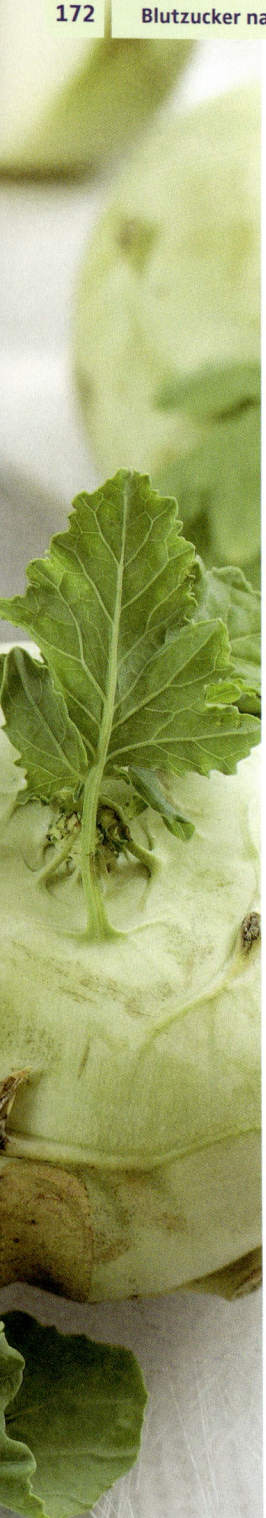

13. Tag

Frühstück

Vollkornbrötchen mit Konfitüre und Vollkornbrot mit Eischeiben und Senf sowie 2 Mandarinen

LEBENSMITTEL	MENGE IN g	KALORIEN IN kcal
1 Vollkornbrötchen	50	111
Halbfettmargarine	5	18
Diabetikerkonfitüre mit Süßstoff	25	17
1 Scheibe Vollkornbrot	50	94
1 Hühnerei	50	74
Senf		
2 Mandarinen	120	60
Zwischenanalyse: 4,5 BE		

- 1 Kapsel eines Multivitamin-Mineralstoffpräparates sowie Zimt-Kapseln nach Packungsanleitung einnehmen.
- Nach dem Frühstück einen 20-minütigen Spaziergang machen.
- Vormittags Mineralwasser, verdünnte Säfte oder Tees trinken.

Mittagessen

Gebratene Forelle mit Pellkartoffeln und Blumenkohlgemüse sowie ein Becher Fruchtdickmilch

LEBENSMITTEL	MENGE IN g	KALORIEN IN kcal
Pellkartoffeln	200	140
Salz		
Forellenfilet, gebraten	120	147
Salz, Zitronensaft, Pfeffer, frische gehackte Kräuter		
1 TL Rapsöl	5	44
Blumenkohl, gedünstet	250	58
Salz, Pfeffer, Muskat		
1 Becher Fruchtdickmilch mit Süßstoff	150	94
Zwischenanalyse: 3 BE		

- Nach dem Mittagessen einen 20-minütigen Spaziergang machen.
- Eine halbe Stunde nach dem Mittagessen eine Kapsel B-Vitamin-Komplex und 200 Mikrogramm Chrom einnehmen.
- Nachmittags Mineralwasser, verdünnte Säfte oder Tees trinken.

Abendessen

Leinsamenvollkornbrot mit Geflügelmortadella und Butterkäse
sowie Kohlrabi-Apfel-Rohkost und eine Banane

LEBENSMITTEL	MENGE IN g	KALORIEN IN kcal
2 Scheiben Leinsamen-vollkornbrot	100	204
Halbfettmargarine	10	36
1 Scheibe Geflügelmortadella	30	52
Dijon-Senf		
1 Scheibe Butterkäse	30	90
Tomatenmark		
Petersilie zur Dekoration		
Kohlrabi, in Stifte geschnitten	200	49
½ kleiner Apfel, in Stifte geschnitten	60	31
Zitronensaft, Süßstoff, Zimt		
1 kleine Banane	120	114

Zwischenanalyse: 5,5 BE
Gesamt: 1430 kcal, 176 g Kohlenhydrate (13 BE), 39 g Ballaststoffe, 41 g Fett, 84 g Eiweiß

- Nach dem Abendessen eine halbe Stunde zügig spazieren gehen.
- Abends Mineralwasser, verdünnte Säfte oder Tees trinken.
- Vor dem Schlafengehen 15 mg Zink (optimal wirkt Zink-Histidin) einnehmen.

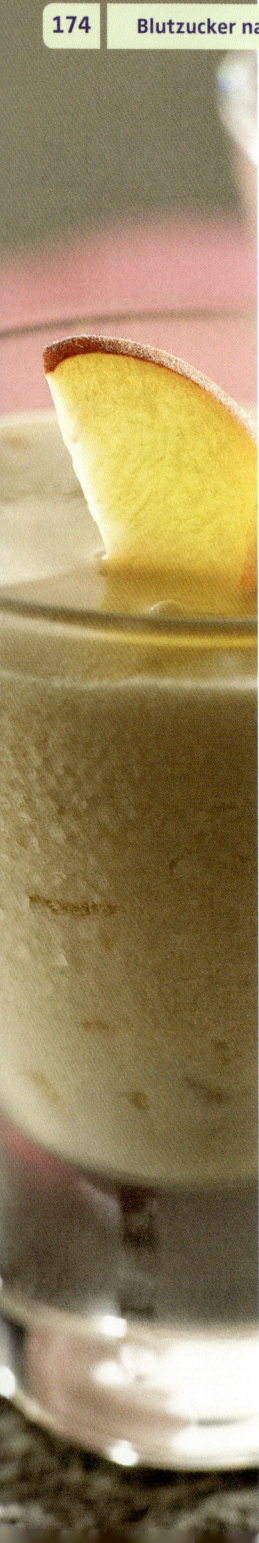

14. Tag

Frühstück

Vollkornbrötchen mit Konfitüre und Camembert
sowie ein Fruchtjoghurt

LEBENSMITTEL	MENGE IN g	KALORIEN IN kcal
2 Vollkornbrötchen	100	222
Halbfettmargarine	5	18
Diabetikerkonfitüre mit Süßstoff	25	17
Camembert	30	86
Tomatenmark		
1 Becher Fruchtjoghurt mit Süßstoff	150	96
Zwischenanalyse: 4 BE		

- 1 Kapsel eines Multivitamin-Mineralstoffpräparates sowie Zimt-Kapseln nach Packungsanleitung einnehmen.
- Nach dem Frühstück einen 20-minütigen Spaziergang machen.
- Vormittags Mineralwasser, verdünnte Säfte oder Tees trinken.

Mittagessen

Gebratene Putenbrust mit Pellkartoffeln und Apfel-Zwiebel-Rotkohl
sowie eine Banane

LEBENSMITTEL	MENGE IN g	KALORIEN IN kcal
Pellkartoffeln	200	140
Salz		
Putenbrust, gebraten	120	128
Salz, Pfeffer, Paprika, Curry		
1 TL Rapsöl	5	44
Rotkohl	250	45
Sherryessig, Süßstoff, Zimt		
½ Zwiebel	30	8
½ kleiner Apfel	60	31
1 kleine Banane	120	114
Zwischenanalyse: 4,5 BE		

- Nach dem Mittagessen einen 20-minütigen Spaziergang machen.
- Eine halbe Stunde nach dem Mittagessen eine Kapsel B-Vitamin-Komplex und 200 Mikrogramm Chrom einnehmen.
- Nachmittags Mineralwasser, verdünnte Säfte oder Tees trinken.

Abendessen

Vollkornbrot mit Gouda und ein Paprika-Nudel-Salat

sowie eine Orange

LEBENSMITTEL	MENGE IN g	KALORIEN IN kcal
1 Scheibe Vollkornbrot	50	94
Halbfettmargarine	5	18
1 Scheibe Gouda	30	109
Tomatenmark		
Nudeln, eifrei, al dente	50	75
Rote Gemüsepaprika, gewürfelt	100	37
Tomate, gewürfelt	50	9
½ Zwiebel	30	8
Sherryessig, Pfeffer, Salz, Petersilie		
1 TL Rapsöl	5	44
1 kleine Orange	120	56
Zwischenanalyse: 3,5 BE		
Gesamt: 1400 kcal, 178 g Kohlenhydrate (12 BE), 36 g Ballast-stoffe, 40 g Fett, 74 g Eiweiß		

- Nach dem Abendessen eine halbe Stunde zügig spazieren gehen.
- Abends Mineralwasser, verdünnte Säfte oder Tees trinken.
- Vor dem Schlafengehen 15 mg Zink (optimal wirkt Zink-Histidin) einnehmen.

ANHANG

Nützliche Adressen

Deutsche Diabetes-Gesellschaft
Bürkle-de-la-Camp-Platz 1
44789 Bochum
Tel.: 0234 978890
www.deutsche-diabetes-gesellschaft.de
Die DDG ist eine wissenschaftliche
Fachgesellschaft. Ihre Website hat einen
eigenen Patientenbereich. Hier können
Sie sich über Therapien und Medikamente informieren. Außerdem bietet Ihnen
das Portal eine Arztsuche an.

Deutscher Diabetiker Bund e.V. (DDB)
Bundesgeschäftsstelle
Goethestraße 27
34119 Kassel
Tel.: 0561 7034770
www.diabetikerbund.de
Der DDB ist eine Selbsthilfeorganisation.
Hier erhalten Sie Informationen über die
neuesten Entwicklungen bei Behandlung
und Erforschung des Diabetes mellitus
und können sich mit anderen Betroffenen austauschen. Der DDB bietet regelmäßige Schulungs- und Infoveranstaltun-

gen an und hat spezielle Angebote für
Eltern, Kinder und Jugendliche.

Deutsche Diabetes-Stiftung (DDS)
Staffelseestraße 6
81477 München
Tel.: 089 579 5790
www.diabetesstiftung.de
Die Stiftung setzt sich ein für Vorsorge,
Schulungen, Fortbildung und Forschung.
Sie möchte über Diabetes aufklären und
durch entsprechende Projekte eine
weitere Zunahme der Erkrankung verhindern.

**Bund diabetischer Kinder und
Jugendlicher e.V. (BdKJ)**
Hahnbrunner-Straße 46
67659 Kaiserslautern
Tel.: 0631 76488
www.bund-diabetischer-kinder.de
Der BdKJ bietet Eltern die Möglichkeit,
sich Hilfe zu holen – egal ob psychologi-
scher, medizinischer oder persönlicher
Natur. Sie werden bei der Suche nach

einer Schwerpunktpraxis oder nach einem Diabeteskurs in den Schulferien unterstützt.

**Deutsche Gesellschaft
für Naturheilkunde e.V.**

Prof. Dr. med. Gustav Dobos

Kliniken Essen-Mitte

Knappschafts-Krankenhaus

Am Deimelsberg 34a

45276 Essen

Tel.: 0201 17425008

www.gesellschaftnaturheilkunde.de

Medizinisch-naturwissenschaftliche Gesellschaft für klassische Naturheilkunde und angrenzende Gebiete

**ZEK – Zentrum für Ernährungs-
kommunikation und Gesundheits-
publizistik**

Sven-David Müller

Wendenschloßstraße 439

12557 Berlin

Tel.: 0176 96544321

www.svendavidmueller.de

Das ZEK widmet sich insbesondere der wissenschaftlich begründeten publikumsorientierten Presse- und Öffentlichkeitsarbeit im Bereich Medizin, Gesundheit, Ernährung und Diätetik.

Sonstige Links

www.diabeticus.de

Hinter Diabeticus steht eine Gruppe von sechs Freunden, die ohne kommerzielle Interessen seit 1995 Informationen für Diabetiker im Internet präsentieren. Hier lesen Sie Erfahrungsberichte und über Neuerungen in der Therapie des Diabetes.

www.diabetes-news.de

Im Diabetesnetzwerk haben sich Ärzte mit Schwerpunktpraxen aus ganz Deutschland zusammengeschlossen. Hier finden Sie Rat und Hilfe, ein Diabeteslexikon, Chats, Foren und vieles mehr.

Register

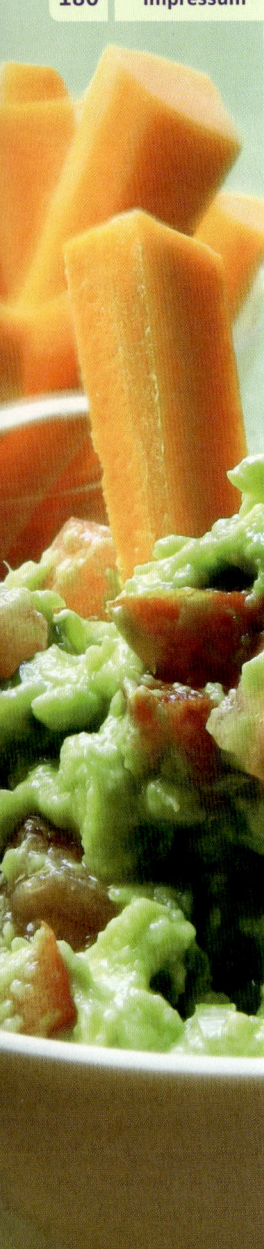

Bibliografische Information der Deutschen Nationalbibliothek
Die Deutsche Nationalbibliothek verzeichnet diese Publikation
in der Deutschen Nationalbibliografie; detaillierte bibliografische Daten
sind im Internet über http://dnb.ddb.de abrufbar.

ISBN 978-3-89993-587-5

Fotos: *Umschlag:* Titelfoto – Gettyimages; Hintere Umschlagklappe (außen): Erick
Nguyen – 123rf.com; Hintere Umschlagklappe (innen): Giuseppe Porzani – fotolia.com
123rf.com: Alena Ozerova: 1; Svetlana Kolpakova: 4, 9; Cathy Yeulet: 10/11, 105;
Stanjoman: 90; Yuri Arcurs: 124; Mayamaya: 132; Monika Adamczyk: 146/147, 162;
Jill Battaglia: 149; Rafal Gorrny: 156; Ingrid Balabanova: 158; Robert Anthony: 169,
171; Mara Zemgaliete: 172; Dusan Zidar: 174
iStockphoto.com: Fertnig: 25; Cathy Yeulet: 32/33; Elke Dennis: 38; Smileus: 42;
joanna wnuk: 48; Okea: 54; Dušan Zidar: 57; Liv Friis-Larsen: 58;
Katarzyna Krawiec: 59; Davor Lovincic: 61; ShyMan: 69; Eva Gruendemann: 73;
Ivan Bajic: 75; Paul Turner: 79; Michael Bodmann: 85; M_Studio: 88;
Barbara Dudzińska: 92; Chris Elwell: 102; Catherine Yeulet: 110; jean schweitzer: 113;
Jacob Wackerhausen: 118; Lew Robertson: 128/129; Liv Friis-Larsen: 137;
Michal Karbowiak: 150; Dušan Zidar: 154; Robyn Mackenzie: 180
fotolia.com: Yevgeniya Shal: 2/3; Evgenyb: 14; Volkan Taner: 18; Torsten Schon: 20;
AgathaLemon: 41; Kati Molin: 51; JJAVA: 71, 148; Olga Lyubkina: 72; Manla: 76;
Elena Moiseeva: 78; Kimsonal: 81; Silvia Bogdanski: 83, 100; Jörg Beuge: 87;
Littyusa: 94; Sterneleben: 96; Liv Friis-larsen: 99; kaspar-art: 107;
Helder Almeida: 120; vision images: 127; Tomo Jesenicnik: 140; Friedberg: 141;
HLPhoto: 143; Dailyfood: 155; Barbara Pheby: 168; Dušan Zidar: 170
Ingo Wandmacher: 160
MEV: 152, 164, 166

© 2012 Schlütersche Verlagsgesellschaft mbH & Co. KG
Hans-Böckler-Allee 7, 30173 Hannover
www.schluetersche.de
2. Auflage

Autoren und Verlag haben dieses Buch sorgfältig geprüft.
Für eventuelle Fehler kann dennoch keine Gewähr übernommen werden.
Alle Rechte vorbehalten. Das Werk ist urheberrechtlich geschützt.
Jede Verwertung außerhalb der gesetzlich geregelten Fälle muss
vom Verlag schriftlich genehmigt werden.

Die Entspannungsübungen stellte freundlicherweise
Almut Carlitscheck zur Verfügung.

Lektorat: Petra Heyde, Hannover
Layout: Groothuis, Lohfert, Consorten, Hamburg
Covergestaltung: Kerker + Baum Büro für Gestaltung, Hannover
Satz: Die Feder Konzeption vor dem Druck GmbH, Wetzlar
Druck und Bindung: Grafisches Centrum Cuno GmbH & Co. KG, Calbe
Hergestellt in Deutschland.